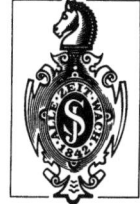

Thomas v. Villiez

Sucht und Familie

Mit 26 Abbildungen und 15 Tabellen

Springer-Verlag
Berlin Heidelberg New York Tokyo

Dr. med. Thomas von Villiez
Universitäts-Krankenhaus Eppendorf
Abteilung für Kinder- und Jugendpsychiatrie
Martinistraße 52, D-2000 Hamburg 20

ISBN-13: 978-3-642-88323-1   e-ISBN-13: 978-3-642-88322-4
DOI: 10.1007/978-3-642-88322-4

CIP-Kurztitelaufnahme der Deutschen Bibliothek. Villiez, Thomas von: Sucht und Familie /
Thomas v. Villiez. - Berlin; Heidelberg; New York; Tokyo: Springer, 1986.
ISBN-13: 978-3-642-88323-1

Das Werk ist urheberrechtlich geschützt. Die dadurch begründeten Rechte, insbesondere die
der Übersetzung, des Nachdruckes, der Entnahme von Abbildungen, der Funksendung, der
Wiedergabe auf photomechanischem oder ähnlichem Wege und der Speicherung in
Datenverarbeitungsanlagen bleiben, auch bei nur auszugsweiser Verwertung, vorbehalten.
Die Vergütungsansprüche des § 54, Abs. 2 UrhG werden durch die „Verwertungsgesellschaft
Wort", München, wahrgenommen.

© Springer-Verlag Berlin Heidelberg 1986

Die Wiedergabe von Gebrauchsnamen, Handelsnamen, Warenbezeichnungen usw. in
diesem Werk berechtigt auch ohne besondere Kennzeichnung nicht zu der Annahme, daß
solche Namen im Sinne der Warenzeichen- und Markenschutz-Gesetzgebung als frei zu
betrachten wären und daher von jedermann benutzt werden dürften.

Produkthaftung: Für Angaben über Dosierungsanweisungen und Applikationsformen kann
vom Verlag keine Gewähr übernommen werden. Derartige Angaben müssen vom jeweiligen
Anwender im Einzelfall anhand anderer Literaturstellen auf ihre Richtigkeit überprüft
werden.

Gesamtherstellung: Appl, Wemding. 2119/3140-543210

Vorwort

Dieses Buch berichtet über den ersten Schritt, am Beispiel des Alkohols ein familienorientiertes Suchtkonzept zu entwickeln. Es wendet sich sowohl an den Forscher als auch an den Therapeuten, da sich im Bereich der Suchttherapie die Grenzen zwischen Forschung und Therapie deutlicher als sonst verwischen: das Neue besteht nicht im Entdecken bisher unbekannter „Fakten", sondern in der Verknüpfung vorliegender Erkenntnisse in der Weise, daß sich daraus neue Sicht- und Handlungsweisen ergeben können.

Der bisherige Suchtbegriff ist eng verknüpft mit dem Krankheitskonzept: ein individuelles Schicksal mit „Ursachen" und „Folgen" im persönlichen, familiären und sozialen Bereich. Der hier unternommene Versuch einer Neufassung des Begriffs dagegen betrachtet Sucht:

- als ein Verhalten (mit physischen, psychischen und sozialen Folgen),
- das wie ein Puzzlestück in einen Zusammenhang (Familie) paßt bzw. wie eine Masche in einem Netz verknüpft ist und
- dessen Funktionsgeschichte sich mit der Geschichte der Familie von Generation zu Generation wie ein Erbe in immer neuen Variationen kombinieren kann.

In der Praxis der Suchtbehandlung ist es seit längerer Zeit üblich, die Familie in Eheseminaren, Angehörigenberatung, Freizeiten und seit kurzem in Form der Familientherapie einzubeziehen. Hier wurde bereits praktische Vorarbeit geleistet unter der intuitiven oder erfahrungsgeleiteten Ahnung, daß zwischen Familiendynamik und Sucht ein Zusammenhang bestehe. Die Forschung blieb bisher allerdings diesen Vorläufern der Praxis - wie auch der Fortbildung und den Planern neuer Einrichtungen - einen entsprechenden konzeptuellen Rahmen schuldig.

Da diese Studie im deutschen Sprachraum den ersten methodischen Versuch darstellt, unter Einbeziehung der gesamten Familie und unter einer Dreigenerationenperspektive einen Beitrag zum Phänomen Sucht zu leisten, wird er sowohl bei Familientherapeuten als auch bei Suchttherapeuten mehr offene Fragen als geschlossene Akten zurücklassen.

Das Projekt selbst konnte nur durch Mithilfe und Unterstützung folgender Personen und Institutionen gelingen: Nicht denkbar wäre die Untersuchung ohne die vertrauensvolle Offenheit und hohe Kooperationsbereitschaft der 20 Familien gewesen, die uns ihre Geschichte nicht nur kennenlernen ließen, sondern uns auch unter dem Motto „Forschung" ein Stück in ihre Familiengeschichte einbezogen, obwohl dies manchen Familien kurios erschien. Den Zugang zu den Familien verdanke ich besonders Frau Dipl.-Soz. Marianne Frilling aus der Fachklinik Dammer Berge (damalige Leitung: Ehepaar Dr. Sandmann) und Frau Dr. Katrin Schümann, damals Ärztin in der Suchtstation des Krankenhaus Hamburg-Ochsenzoll (Leitung Dr. Kellermann) und Mitgliedern der Hamburger Anonyme-Alkoholiker-Gruppe.

Herr Dr. Winter stellte aus der Schulz-Stiftung der Universität Hamburg mit einem Maximum an Großzügigkeit und einem Minimum an Bürokratie die finanziellen Mittel für das Projekt zur Verfügung.

Frau Dipl.-Psych. Sabine Reichelt war durch ihre Beiträge zum wissenschaftlichen Design, zur Lösung des Ratingproblems und besonders als ausdauernde, zuverlässige Begleiterin bei den Klinik- und Hausbesuchen hilfreich. Während der verschiedenen Etappen des Projekts stand mir mein Kollege Dipl.-Psych. Dr. Kurt Ludewig mit zahlreichen gedanklichen Anregungen immer wieder bei. Für die wissenschaftliche Beratung zur Methodik habe ich Prof. Michael Wirsching (Gießen) und für die statistische Beratung Prof. Berger und Dipl.-Psych. Klaus Malzahn zu danken.

Die Abbildungen und Tabellen brachte Herr Dipl.-Ing. Irrgang mit großer Sorgfalt in eine endgültige Form. Besonders große Hilfestellung leistete mir Prof. Dr. Dr. Adolf-Ernst Meyer durch seine subtile und kritische Durchsicht des Manuskripts, seine Anregungen zum konzeptuellen und seine Korrekturen im methodischen Teil.

Schließlich sind Frau Angela Cordt und Frau Dipl.-Psych. Raili Ludewig mit besonderem Dank zu erwähnen, denen es mit stets freundlicher und beharrlicher Geduld gelang, mein Manuskript in eine druckreife Form zu bringen.

Hamburg, November 1985   Thomas v. Villiez

Inhaltsverzeichnis

1	*Suchtkonzept und Beobachtungsebene*	1
1.1	Gesellschaft	1
1.2	Gemeinde	2
1.3	Familie	2
1.4	Individuum	3
1.5	Zelle	3
2	*Sucht und Familie am Beispiel des Alkoholismus*	4
2.1	Schlüsselkonzepte zur familienorientierten Sicht	4
2.1.1	Die allgemeine Systemtheorie	4
2.1.2	Die Kommunikationstheorie	5
2.1.3	Das kybernetische Modell	6
2.1.4	Die Erkenntnistheorie	6
2.2	Literaturüberblick	7
2.2.1	Alkoholismus und Familie	7
2.2.2	Andere Suchtformen und Familie	15
3	*Eigener Forschungsansatz*	16
3.1	Ausgangshypothese	16
3.1.1	Definition des Alkoholismus	16
3.1.2	Definition von Familie	17
3.2	Begründung, Fragestellung und Ziel der Untersuchung	17
3.3	Anforderungen und Schwierigkeiten bei der Erstellung eines familienorientierten Forschungsansatzes	19
4	*Alkoholismus und Familie - Eigene Untersuchungen*	20
4.1	Methodik	20
4.1.1	Genogramm	21
4.1.2	Halbstrukturiertes Interview	21
4.1.3	Familienaufgaben	22
4.2	Stichprobe	23
4.2.1	Exkurs: Rekrutierung als Problem	23
4.2.2	Auswahlkriterien	24
4.3	Methodik zur Einschätzung von Familieninteraktionen	24

4.3.1	Untersuchungsmaterial	25
4.3.2	Relevante Merkmale zur Einschätzung von Familieninteraktion	25
4.3.3	Skalenkonstruktion	28
4.3.4	Ratingverfahren	28
4.4	Erste Untersuchung	29
4.4.1	Ort der Untersuchung	29
4.4.2	Anordnung und zeitlicher Ablauf	29
4.4.3	Instrumentelle Hilfsmittel	30
4.5	Zweite Untersuchung	30
4.5.1	Ort der Untersuchung	30
4.5.2	Anordnung und zeitlicher Ablauf	31
4.5.3	Instrumentelle Hilfsmittel	31
5	*Ergebnisse*	32
5.1	Stichprobe	32
5.1.1	Beschreibung der Stichprobe	32
5.1.2	Kooperationsbereitschaft der Familien	34
5.2	Die Familien	35
	Zusammenfassung	77
5.3	Die Familienaufgaben – Auswertung und Interpretation	78
5.3.1	Vorgehen	78
5.3.2	Ergebnisse des Ratings	79
5.3.3	Versuch einer Gruppierung der Familien	83
5.3.4	Zusammenfassung	90
6	*Diskussion der Ergebnisse*	91
7	*Sucht im Kontext – Ein Konzeptentwurf*	95
8	*Bedeutung der Ergebnisse*	97
8.1	Forschung	97
8.2	Therapie	97
9	*Zusammenfassung*	99
10	*Literatur*	101
11	*Sachverzeichnis*	106

Das Lied des Trinkers

Es war nicht in mir. Es ging aus und ein.
Da wollt ich es halten. Da hielt es der Wein.
(Ich weiß nicht mehr was es war.)
Dann hielt er mir jenes und hielt mir dies
bis ich mich ganz auf ihn verließ.
Ich Narr.
Jetzt bin ich in seinem Spiel und er streut
mich verächtlich herum und verliert mich noch heut
an dieses Vieh, an den Tod.
Wenn der mich, schmutzige Karte, gewinnt,
so kratzt er mit mir seinen Grind
und wirft mich fort in den Kot.

         Rainer Maria Rilke, Paris 1906

„Oder kann es sein, daß Du in der irrigen
Vorstellung lebst, ich wäre besser daran ohne Dich,
daß Du Dich opferst, damit ich vielleicht mit
jemand anderem glücklich werde?"

         Malcolm Lowry: Unter dem Vulkan
         (Roman) 1947

1 Suchtkonzept und Beobachtungsebene

Das Phänomen Sucht manifestiert sich von der Biochemie der Zelle bis zu den Trinkgewohnheiten einer Gesellschaft. Je nach Wahl der Beobachtungsebene erhält der Beobachter entsprechende Erkenntnisse. Dies gelingt aber nur, wenn er mit der Wahl der Beobachtungsebene einen erkenntnistheoretischen Schritt verbindet: er muß zum gewählten Beobachtungsausschnitt, auch Kontext genannt, ein passendes Denkmodell finden. So läßt sich das Phänomen Wasser sowohl im Kontext „Tropfen" als auch im Kontext „Fluß" beobachten. Würde man aber vom Beobachtungsausschnitt „Tropfen" zum Beobachtungsausschnitt „Fluß" überwechseln und das gleiche Denkmodell beibehalten, so erhielte man zwar eine tropfenweise Flußbeschreibung, Phänomene wie z. B. Strömung, Wirbelbildung und Erosion könnten aber nicht verstanden werden. Mit der Wahl der Beobachtungsebene ist also eine Änderung der Abstraktionsebene verknüpft.

Auch bei der Untersuchung des Phänomens Sucht – hier am Beispiel des Alkoholismus – lassen sich verschiedene Beobachtungsebenen unterscheiden, zu denen jeweils bestimmte Denkmodelle passen.

1.1 Gesellschaft

Hier sind als Beispiel die soziologischen Erklärungsmodelle zu nennen. Bereits Dürkheim (1897) vertritt die Annahme, daß Alkoholismus ebenso wie Kriminalität und anderes abweichendes menschliches Verhalten nicht nur in jeder Gesellschaft vorkomme, sondern daß dieses unabdingbarer Bestandteil für eine funktionsfähige Gesellschaft ist. Bacon (1946) schreibt dem Alkohol in der durch hohe Mobilität, intensiven Wettbewerb und Unpersönlichkeit gekennzeichneten modernen Industriegesellschaft eine willkommene spannungsvermindernde und integrative Funktion zu. Pittman (1964) schreibt dem Alkohol 2 Funktionen in unserer Gesellschaft zu:

- Der Alkohol dient der Integration von Individuum und Gesellschaft. Als Beispiel seien hier der Alkoholgenuß bei geselligen Zusammenkünften im privaten und öffentlichen Bereich sowie der ritualisierte Gebrauch von Alkohol in der christlichen Religion genannt.
- Der Alkohol hat eine desintegrative Wirkung. Je nach den festgelegten soziokulturellen Normen bezüglich Alkoholkonsum kann ein Individuum sich durch Mißachtung dieser Normen von der Gesellschaft teilweise oder ganz ausschließen. Als Beispiel seien abstinentes Verhalten in weinproduzierenden Kulturen wie Italien oder Frankreich und Alkoholgenuß in abstinenten Kulturen des Islams genannt.

Pittman (1964) leitet aus der Erkenntnis, daß Typ und Häufigkeit des Alkoholismus in dem Maße variieren, in dem sich der kulturelle Zusammenhang ändert, die Forderung ab, daß als Leitprinzip in Diskussionen zu diesem Thema folgendes zu fordern sei: ein Bewußtsein unseres eigenen kulturellen Hintergrundes und unsere Erfahrungen, die Begriffe und Vorstellungen über den Alkoholismus sowie die auf ihn anzuwendenden Heilmethoden prägen.

Als Beiträge von medizinischer Seite seien die epidemiologische Untersuchung zur Situation des Alkoholismus in der Bundesrepublik Deutschland von Trojan (1980) und der von Bruun (1971) beschriebene spezifische Umgang Finnlands mit dem Alkoholismus angeführt.

1.2 Gemeinde

In einer anthropologisch-ökosystemischen Studie über das Dorf Saas-Fee beschreibt Guntern (1979) an 120 Probanden unter anderem die Zunahme des Alkoholkonsums unter dem Einfluß des Tourismus. Das benutzte Denkmodell stellt eine Kombination von Kybernetik, Systemtheorie und Kommunikationstheorie dar.

Aus epidemiologischer Warte beschreibt Hudolin (1975) die Prävalenz des Alkoholismus in einer Gemeinde Kroatiens und Weyerer u. Dilling (1984) untersuchten eine Gemeinde Bayerns.

1.3 Familie

Die Beobachtungsebene Familie begann vor etwa 30 Jahren eine zunehmende Rolle in der Suchtforschung zu spielen und erbrachte in kurzer Zeit eine Fülle von Literatur sowohl von seiten der Psychiatrie als auch von seiten der Soziologie, auf die unter 2.2 ausführlicher eingegangen werden soll. Diese Entwicklung fand ihren Ausdruck besonders in den Arbeiten der Forschungsgruppe um Steinglass (1971 a, b, 1975, 1977, 1979 a, b, 1981, 1983 a, b) und Wolin (1979, 1980, 1981, 1984). Diese Hinwendung zur Betrachtungseinheit Familie ist für die Psychiatrie gleichzeitig Ausdruck eines tiefgreifenden Denkwandels, gekennzeichnet durch einen Paradigmawechsel: von der Betrachtungseinheit Individuum zur Betrachtungseinheit System (Familie). Dieser Denkwandel war zwar schon zu Beginn unseres Jahrhunderts von der Physik angestoßen worden, erreichte aber die Suchtforschung erst über 2 Verzögerungsmomente. Das erste lag in der Psychiatrie selbst, die sich der Erweiterung der Beobachtungsebene vom Individuum zum System in Form der Familientherapie erst seit den 50er Jahren öffnete. Das zweite Verzögerungsmoment wurde einerseits durch das auf den suchtkranken Patienten zentrierte medizinische Versorgungsmodell mit teilweise therapeutisch verordneter Isolation von der Familie gebildet, andererseits durch eine Tendenz der Suchtfamilien, erst dann Hilfe aufzusuchen, wenn die Suchtentwicklung an einem Punkt angelangt ist, an dem das süchtige Familienmitglied durch die Suchtfolgen völlig im Mittelpunkt steht. Welche methodischen Schwierigkeiten sich auf dieser Beobachtungsebene ergeben, soll unter 3.3 näher dargestellt werden.

1.4 Individuum

Als Beispiel einer individuumzentrierten Beobachtungsebene seien hier die Psychoanalyse und die naturwissenschaftliche Medizin angeführt. Die Psychoanalyse faßt Sucht meist als eine narzißtische Persönlichkeitsstörung auf, die auf einer frühkindlichen Störung in der oralen Phase basiert und mit einer gestörten Lust-Unlustregulation einhergeht. Narzißtische und libidinöse Befriedigungen fallen zusammen. Das Selbstgefühl wird erhöht und die libidinösen Bedürfnisse werden durch das Suchtmittel befriedigt, allerdings auf regressive und selbstdestruktive Weise (Kuiper 1969). Die naturwissenschaftliche Medizin betrachtet Sucht als eine individuelle Krankheit. Das ursprünglich von Jellinek (1960) entwickelte engere Krankheitskonzept wurde später durch Feuerlein (1984) zu einem biopsychosozialen Krankheitsmodell erweitert. Siegler et al. (1968) listen die verschiedenen individuumorientierten Modelle nach bestimmten Charakteristika ausführlich auf.

1.5 Zelle

Ausgehend von den beiden Annahmen, daß Gehirnzentren für abnormes Trinkverhalten aktivierbar sind und daß der Alkohol bzw. seine Abbauprodukte bei der Aktivierung dieser Zentren beteiligt sind, wurden Tierversuche durchgeführt (Myers 1978), deren Ergebnisse allerdings über den hypothetischen Bereich noch nicht hinaus sind. Diese Untersuchungen zur Biochemie leiten über zu den Untersuchungen zur Erblichkeit des Alkoholismus, die für den neurochemischen Stoffwechsel beim Alkoholismus einen spezifischen genetischen Faktor verantwortlich machen. Vor allem aufgrund der Zwillings- und Adoptionsstudien (Übersicht bei Feuerlein 1984) sind sich die Erbforscher zwar darüber einig, daß Erbfaktoren an extremem Alkoholmißbrauch beteiligt sind. Weniger klar ist aber, ob die Erbfaktoren in der Besonderheit des Stoffwechsels oder im Verhalten des Alkoholikers bestehen. Fest steht, daß bisher weder ein Gen für Trunksucht noch eine spezifische Keimzellschädigung durch exzessiven Alkoholgenuß nachgewiesen werden konnten (Zerbin-Rüdin 1977).

Aus der Aufzählung der verschiedenen Beobachtungsebenen zum Phänomen Sucht zeigt sich, daß jede Beobachtungsebene entsprechend ihrem Denkmodell und ihrem Instrumentarium Teilaspekte zu dem Phänomen des Alkoholismus liefern kann. Die Suche nach einem einzigen Erklärungsmodell wäre also reduktionistisch. Diese Gefahr scheint um so größer, je kleiner der Betrachtungsausschnitt ist. Auch die vorliegende Studie kann durch die Wahl der Beobachtungsebene „Familie" nur einen – allerdings bisher vernachlässigten – Teilbeitrag zum Verständnis des Phänomens Sucht leisten. Die Erweiterung der Beobachtungsebene vom Individuum zur Familie verlangt in erster Linie eine Änderung der Denkstruktur beim Beobachter, vergleichbar dem oben erwähnten Schritt von der Abstraktionseinheit „Tropfen" zur Abstraktionseinheit „Fluß". Es versteht sich von selbst, daß die auf den niedrigeren (Zelle, Individuum) wie auch die auf höheren Beobachtungsebenen (Gemeinde, Gesellschaft) gewonnenen Erkenntnisse dadurch nicht aufgehoben, sondern erweitert werden sollen.

2 Sucht und Familie am Beispiel des Alkoholismus

2.1 Schlüsselkonzepte zur familienorientierten Sicht

Seit den 50er Jahren vollzieht sich in der Psychiatrie ein Denkwandel, der zu Anfang dieses Jahrhunderts von der Physik ausgegangen war. Vereinfacht ausgedrückt ist es die Abwendung von einem atomistischen Weltbild, das Ganzheiten zu immer kleineren Teilen aufteilt, und die Hinwendung zu einem ganzheitlichen Weltbild, dessen Ganzheit mehr ist als die Summe der einzelnen Teile.

Ebenso wie die Physik die Vorstellung aufgeben mußte, daß das Atom der kleinste Baustein des materiellen Universums sei, so verließen die Sozialwissenschaften das Denkmodell vom Individuum als dem kleinsten Baustein des menschlichen Universums.

Nach der Erkenntnis, daß die Erde nicht Mittelpunkt des Universums ist (Galilei), daß der Mansch nicht die Krone der Schöpfung bildet (Darwin) und daß der Mensch in seinem Handeln wesentlich von seinem Unbewußten bestimmt wird (Freud) stehen wir heute insofern an einem Wendepunkt unserer Erkenntnisgeschichte, als alle bisher gesammelten Detailerkenntnisse beim Aufblenden zu einem ganzheitlichen Weltbild einen neuen Stellenwert bekommen. Hatte das Pendel bisher in eine Entwicklung vom Ganzen zum Detail ausgeschlagen, so scheint es jetzt an einem Umkehrpunkt vom Detail zum Ganzen. Diese Wende – auch Paradigmawandel genannt – wird von den einen als „revolutionär" (Kuhn 1967) oder als „kopernikanische Revolution" (Guntern 1980), von anderen bescheidener als „Änderung in der Denkstruktur" (Heisenberg 1973) bezeichnet. Dieser Denkwandel kommt in der Psychiatrie in dem Übergang von der Betrachtungseinheit „Individuum" zur Betrachtungseinheit „System" zum Ausdruck und vollzieht sich in der Praxis als Familientherapie. Familientherapie kennzeichnet also in erster Linie eine auf die ganze Familie gerichtete Sichtweise und in zweiter Linie die sich daraus ergebenden verschiedenen therapeutischen Techniken.

Die Familientherapie als Sichtweise hat verschiedene theoretische Wurzeln, die hier kurz dargestellt werden sollen. Jenseits des gemeinsamen Denkrahmens, d.h. der Beobachtungseinheit Familie, hat die Familientherapie als therapeutische Technik eine Vielzahl von Schulzweigen entwickelt, auf die hier nicht eingegangen werden kann.

2.1.1 Die allgemeine Systemtheorie

Als ihr Begründer gilt v. Bertalanffy (1968). Sie basiert auf 4 grundlegenden Annahmen:

- Das Ganze ist mehr als die Summe der Teile.
- Jedes Teil wird am besten im Kontext des Ganzen verstanden.
- Eine Änderung in einem Teil beeinflußt jeden anderen Teil.
- Das Ganze zeigt eine „Totalität" mit Tendenzen zu Homöostase, Äquilibrium, Transformation und Äquifinalität.

Die Aufmerksamkeit des Beobachters richtet sich nicht auf das Individuum und die in ihm stattfindenden Prozesse, sondern auf das alle Individuen eines Systems verbindende Beziehungsmuster. Dieses Beziehungsmuster, auch Beziehungsstruktur oder Spielregel genannt, kommt durch die beobachtbare Familieninteraktion zum Ausdruck. Familien wiederum sind Teile größerer Einheiten wie Gemeinde oder Gesellschaft. Ausgehend von diesem Denkmodell haben Bowen (1974), Davis et al. (1978), Galanter u. Sofer (1978) und Steinglass (1971 a, b) Forschungs- und Therapieansätze für den Alkoholismus entwickelt.

Da der Alkoholismus sich von der Zelle bis zum Netzwerk der gesellschaftlichen Organisation auswirkt, hält Chafetz et al. (1974) diesen Ansatz in Forschung und Therapie für am besten geeignet, um allen Variablen gerecht zu werden. Unter diesem Aspekt sind Entstehung und Aufrechterhaltung des Alkoholismus eng verbunden mit den dem Familiensystem innewohnenden Eigenschaften. „Krankheit wird neu formuliert als ein strukturelles oder funktionelles Ungleichgewicht der Familie und wird nicht wie früher als Schwierigkeit aufgefaßt, die ein einzelnes Individuum in der Familie erlebt" (Steinglass 1983 a).

Nach Ward u. Faillace (1970) kann das systemtheoretische Konzept beim Alkoholismus auf 3 Ebenen angewandt werden:

- als ein Erklärungsmodell für die komplexen Verhaltensdeterminanten (physiologisch, psychologisch, neurologisch, pharmakologisch) des Individuums;
- auf der Kleingruppen- bzw. Familienebene und
- auf der Ebene der soziokulturellen Determinanten wie öffentliche Meinung bezüglich Trunksucht, Alkoholreklame, regionale Behandlungseinrichtungen usw.

Auf die sich daraus ergebenden Anforderungen an die Forschung soll unter 3.3 eingegangen werden.

2.1.2 Die Kommunikationstheorie

Nach Ruesch u. Bateson (1951) und Watzlawick (1969) basiert die Kommunikationstheorie auf der grundlegenden Annahme, daß man nicht „nicht kommunizieren" kann, und daß jede menschliche Kommunikation Ausdruck eines gegenseitigen Interesses ist. Diese zunächst auf Dyaden bezogene Kommunikationstheorie erweiterten Ricci u. Selvini Palazzoli (1984) um den systemischen Aspekt. Jede dyadische Kommunikation kann wiederum Teil eines unterschiedlichen großen Personennetzes sein. Mit jeder hinzukommenden Person erhöht sich die Komplexität des Kommunikationssystems und das dyadische Erklärungsmodell muß durch ein komplexeres ersetzt werden. Daß neben der Anzahl der mitspielenden Personen auch der situative Kontext wesentlicher Bestandteil für die Bedeutung einer Botschaft ist, macht Haley (1977) am Beispiel des intoxikierten Verhaltens deutlich. Es wird als typisches Beispiel eines lebhaften und dramatischen Symptommanövers betrachtet, das 2 bedeutsame Kriterien enthält: es übt einen erheblichen Einfluß auf andere aus und signalisiert gleichzeitig, daß der Intoxikierte für sein Verhalten nicht verantwortlich ist. Der Alkohol entschuldigt sozusagen sein beziehungskontrollierendes Verhalten. Gorad et al. (1971) stützen sich auf diesen Ansatz und beschreiben 2 Fälle, in denen die beschriebene Kommunikation auf zahlreichen Ebenen (Sprache, Tonfall, Bewegung, Mimik) zum Ausdruck kommt, je nach dem Trinkstil des Alkoholikers und dem situativen Kontext, in dem das süchtige Verhalten geschieht. Bateson (zit. nach Gorad et al. 1971) geht in seiner Sichtweise des Alkoholismus soweit anzunehmen, daß der Alkoholiker aufgrund der Prämisse handle, das Selbst sei eine Fiktion. Diese Überlegung leitet über zu der bei Selvini Palazzoli et al. (1977) beschriebenen schizophrenen Familieninteraktion: wichtigstes Merkmal sei die Entwertung der eigenen Person sowie der Person des anderen.

2.1.3 Das kybernetische Modell

Aus dem kybernetischen Modell, das auf Wiener (1948) zurückgeht, entnahm die Familientherapie die Vorstellung von der Familie als einem zielorientierten und sich selbst regulierenden System, in dem die Interaktionen zirkulär ablaufen. Dies steht im Gegensatz zum naturwissenschaftlichen, linear-kausalen Erklärungsmodell von Ursache und Wirkung. Bateson (1981) entwirft davon ausgehend eine Kybernetik des Alkoholiker-Selbst und legt dar, wie mit diesem Denkmodell Erfolge der Anonyme-Alkoholiker-Selbsthilfegruppen erklärbar sind.

2.1.4 Die Erkenntnistheorie

Die Anfänge der Lehre vom Erkennen (Epistemologie) reichen in Europa zurück bis in die Schulen der griechischen Philosophen. Die erkenntnistheoretische Grundfrage, ob und wie wir „Realität", „Wahrheit" erkennen können, beschäftigte in der Folgezeit vornehmlich Philosophen. In der Neuzeit wurde diese Frage – vermutlich angestoßen durch die Erfolge der Naturwissenschaften – erneut aufgegriffen und zwar nicht nur von Philosophen, sondern auch von Physikern (von Foerster 1985; Heisenberg 1973), Biologen (Maturana 1982; Maturana u. Varela 1984), Anthropologen (Bateson 1958, 1981) und klinischen Forschern aus dem Bereich Psychiatrie, Psychologie und Familientherapie (Dell 1984; Keeney 1983). Während der Beobachter im traditionell-naturwissenschaftlichen Modell die Position des „objektiven, neutralen, außenstehenden" Forschers, der „Fakten" beschreibt, einnehmen konnte, definiert die systemisch genannte Erkenntnistheorie den Beobachter und sein Objekt als eine Einheit. Wie aber kann ein Beobachter etwas beschreiben, von dem er selbst ein wesentlicher Bestandteil ist? Bateson (1958) nennt dies das Problem der „Übersetzung von Beobachtung in Beschreibung", das daraus resultiert, daß „dem einen Ende des Instruments, mit dem wir menschliches Material untersuchen, immer ein anderes Ende entspricht, das in uns steckt" (1958, zit. nach Keeney 1979, S. 122; Übers. vom Verf.). Dies stellt die Erforschung menschlichen Verhaltens und insbesondere des komplexen Geschehens in Familien vor schwierige methodische Fragen. Eine mögliche Antwort darauf besteht darin, Symptome als Beziehungsmetaphern, als Kommunikation über Beziehung anzusehen (Ludewig 1983) oder „Fakten" als hermeneutischen Begriff, als Hypothesen (Selvini Palazzoli et al. 1977) zu benutzen, deren „Wahrheit" sich an ihrer Nützlichkeit - z. B. in einer Therapie - mißt. In letzter Konsequenz führt dies zur Auflösung des positivistischen Wissenschaftsbegriffs: es gibt keine „objektiven Fakten", sondern „subjektive Sichtweisen". Maturana (1982) betrachtet als die eigentliche kreative Leistung des Menschen, einen sog. konsensuellen Bereich geschaffen zu haben, eine kommunikative Realität, welche uns das Teilen subjektgebunder Erfahrungen ermöglicht und diese somit vervollständigt. „Wissenschaft" sei somit eine Konvention der Wissenschaftlergemeinde.

Welche Schwierigkeiten sich aus diesen Überlegungen für die diagnostische Einschätzung von Familien ergeben können, soll unter 3.3 aufgezeigt werden.

2.2 Literaturüberblick

2.2.1 Alkoholismus und Familie

Wir gehen davon aus, daß neue Erkenntnisse auf der Beobachtungsebene Familie nur dann gewonnen werden können, wenn - wie in Kap. 1 beschrieben - auch ein zu dieser Ebene passendes Denkmodell zur Anwendung kommt. Diesem Denkmodell „liegt die Erkenntnis zugrunde, daß ein System in seiner Ganzheit sich qualitativ neu und anders verhält als die Summe seiner isoliert betrachteten Einzelelemente" (Simon u. Stierlin 1984). Dies bedeutet die Untersuchung der gesamten und in einem Raum versammelten Familie. Im folgenden werden wir diesen Ansatz als *„familienorientiert im engeren Sinne"* von den *„familienorientierten Vorläufern"* unterscheiden. Dieser paradigmaorientierte Sichtungsmaßstab erlaubt eine Ordnung der zum Thema vorliegenden Literatur. Damit läßt sich eine erkenntnistheoretische Verwirrung vermeiden, die darin besteht, daß zwar der Abstraktionsbegriff „Familie" benutzt, aber in der Methodik Einzelelemente (z. B. Ehefrau, Ehepaar, Eltern-Kinder-Beziehung) dieser Ganzheit betrachtet werden. Als Beispiel für diese mögliche Verwirrung seien einige Arbeiten angeführt, die alle den Arbeitstitel „Familie und Alkoholismus" tragen:

Day (1961) führt im Rahmen eines Übersichtsartikels charakteristische Eltern-Kind-Beziehungen auf, die für die Ätiologie des Alkoholismus beim Mann eine Rolle spielen.

Hudolin (1975) aus Jugoslawien legt ein Zweiphasenkrankheitsmodell des Alkoholismus zugrunde, wonach dieser über eine familiäre Störung zur Schädigung der Gesellschaft führt. Die Behandlung besteht in einem erzieherischen Programm einschließlich Abschlußprüfung der gesamten Familie.

Jackson (1958) beschreibt den Alkoholismus als eine in 7 Stadien ablaufende Familienkrise, wobei sie sich auf Befragungsergebnisse beruft, die sie in früheren Untersuchungen an 50 Ehefrauen von Alkoholikern gewonnen hatte. Sie plädiert für die Einbeziehung der ganzen Familie in die Behandlung.

Kelly (1973) beschreibt auf dem Hintergrund dieses 7-Stadien-Modells von Jackson (1958) die Folgen des Alkoholismus in ihrer eigenen Familie.

Wie läßt sich rückblickend diese erkenntnistheoretische Verwirrung erklären? Zum einen kann sich der Begriff „Familie" nicht auf eine allgemein verbindliche Definition stützen (s. 3.1.2), zum anderen konvergierten erst in den 70er Jahren 2 Entwicklungslinien, die den von uns vorgeschlagenen „familienorientierten Ansatz im engeren Sinne" ermöglichten.

Die eine Entwicklungslinie ist gekennzeichnet durch die in den 50er Jahren in den USA und nachfolgend im deutschsprachigen Raum aufgekommene Familientherapiebewegung. Die an Familien mit schizophrenen, delinquenten und anorektischen Jugendlichen entwickelten Denkmodelle von Bateson et al. (1969), Boszormenyi-Nagy (1981), Haley (1977), Minuchin (1977), Selvini Palazzoli et al. (1977) und Stierlin (1978) markieren den Paradigmawandel vom Individuum zum System (Familie).

Die Familientherapie zeigte zwar eine boomartige Entwicklung, die u. a. in einer kaum mehr zu überblickenden Vielfalt von Schulen zum Ausdruck kommt, aber sie ignorierte – wie Steinglass (1983a) in einem Überblick feststellt – zunächst überraschenderweise sowohl theoretisch als auch klinisch fast völlig den Alkoholismus. Zu den unter 1.3 genannten wissenschaftsgeschichtlichen Verzögerungsmomenten kamen offensichtlich Hindernisse, die in den Forschern selbst lagen. Berenson (1976) stellt die Vermutung auf, daß zum einen bei den Familientherapeuten trotz eines vorhandenen Literaturberges eine Informationslücke zum Thema Alkoholismus bestand, zum anderen vermutet er Angst bei den Therapeuten und Forschern, beim Aufblenden zur Familienperspektive evtl. in der eigenen Familie Suchtprobleme zu entdecken und Angst vor der Schwierigkeit, sich mit intoxikierten Patienten abzugeben. Wir vermuten, daß 2 weitere Hindernisse eine Rolle spielen: fehlende Erfahrung in der Einbeziehung von Kindern und Jugendlichen in Forschung und Therapie, was auch von Meeks u. Kelly (1970) in einer nachstationären Therapie von 5 Familien als Schwierigkeit beschrieben wird. Als weiteres Hindernis vermuten wir den unbewußten Wunsch, Kinder und Jugendliche vor einem belastenden Thema schützen zu wollen.

Die zweite Entwicklungslinie ist in den zunächst in den USA erschienenen Arbeiten von Alkoholismusforschern und -therapeuten zu erkennen, die in den 50er Jahren damit begannen, die familienorientierte Sichtweise mehr und mehr praktisch anzuwenden, zunächst allerdings nur in Form der Einbeziehung der Ehepartner, meist der Ehefrauen. Doch noch 1962 kommt Jackson nach einem Literaturüberblick zu dem Schluß, daß es keine Forschungsarbeiten gebe, die ernsthaft den Namen „Familie und Alkoholismus" verdienten. Bevor eine solche Forschung möglich sei, müsse die Familie als Einheit gesehen werden. Wie ist die Verzögerung auf dieser Entwicklungslinie zu erklären, den unter 1.3 beschriebenen Paradigmawandel vom Individuum zur Familie konsequent zu vollziehen?

In den USA war der Alkoholismus durch die American Medical Association 1956, in der BRD 1968 durch ein Bundessozialgerichtsurteil zur Krankheit erklärt worden. Damit war er wie alle anderen Krankheiten offiziell zu einem Phänomen auf der Beobachtungsebene „Individuum" erklärt und hatte die Lenkung des Stromes der Alkoholiker in die medizinisch-psychiatrische Versorgung zur Folge. Wie für andere Krankheitsbilder, z.B. Tuberkulose, wurde folgerichtig ein Verlaufsphasen- und Typologiemodell entwickelt, das im wesentlichen auf den Arbeiten von Jellinek (1952) beruht und im deutschsprachigen Raum durch Feuerlein (1984) und

Matakas et al. (1984) weiterentwickelt wurde. Zu diesem erkenntnistheoretischen kam ein gesellschaftspolitisches Verzögerungsmoment, das Welter-Enderlin (1982) darin sah, daß die Therapeuten drogenabhängiger Jugendlicher meist selbst Angehörige der 68er Generation gewesen seien, die die „Gesellschaft", d. h. Eltern, Lehrer und Lehrmeister als Verursacher der Probleme der jungen Generation betrachteten. Aus diesem Grunde hätten sie die Jugendlichen, die zur Beratung kamen, mehrheitlich gegen die Eltern und andere Autoritäten abgeschirmt. Diese Grundhaltung könnte u. E. auch für den Umgang mit dem Phänomen Alkoholismus hinsichtlich einer Aufblendung der Perspektive vom Individuum zur Familie eine Rolle gespielt haben. Die schwierigste Hürde dürfte nach unserer Meinung für viele im Suchtbereich Tätige die Vorstellung sein, daß alle Familienmitglieder nicht nur betroffene, sondern auch aktive Mitspieler in der Aufrechterhaltung einer Familiendynamik sein könnten, deren integraler Bestandteil der Alkoholismus ist. Dementsprechend beschreibt Ritson (1982) aufgrund praktischer Erfahrungen das in der Versorgungsstruktur und bei den dort Tätigen praktizierte individuumzentrierte Krankheitsmodell als eine entscheidende Barriere bei der Verwirklichung einer familienorientierten Perspektive.

Doch in zunehmender Annäherung der beiden aufgezeigten Entwicklungslinien bildeten sich über familienorientierte Vorläufer schließlich immer mehr familienorientierte Alkoholismusmodelle im von uns geforderten engeren Sinne heraus.

Familienorientierte Vorläufer

Entscheidende Anstöße für eine Erweiterung von der Beobachtungsebene „Individuum" zur Beobachtungsebene „Familie" kamen im deutschen Sprachraum weniger aus den Reihen der Mediziner als vielmehr von Sozialarbeitern, Psychologen und Selbsthilfeorganisationen.

Schmidtobreick (1974) weist unter besonderer Berücksichtigung der Kindergeneration darauf hin, daß die dysfunktionelle Rolle des süchtigen Familienmitglieds auf den in seiner gestörten Herkunftsfamilie gemachten Basiserfahrungen beruhe. Stahl u. Stahl (1976) schildern anhand von 4 Fallbeispielen die Familiensituation bei Alkoholikern unter kommunikationstheoretischem Aspekt. Demel (1977) führt als Ergebnis einer nachstationären Untersuchung von 40 Alkoholikern und 10 Alkoholikerinnen sowie deren jeweiligen Ehepartnern an, daß die Interaktion zwischen dem Süchtigen und seiner nächsten Bezugsperson für das Ingangkommen und Aufrechterhalten des Abhängigkeitsprozesses einen bedeutsamen Faktor darstelle. 1976 veranstaltet die Deutsche Hauptstelle gegen Suchtgefahren eine erste Fachkonferenz zum Thema „Familie und Suchterkrankung", die mit der Empfehlung abschließt, die Familie als therapeutische Einheit zu sehen. Lang (1980) berichtet über die Durchführung mehrwöchiger Freizeiten für Suchtkranke zusammen mit deren Familien. Hier dürfte insofern erstmals die Methodik der Beobachtungsebene Familie zur Anwendung gekommen sein, als alle Familienmitglieder an der Freizeit teilnahmen. Die Therapiesitzungen wurden dann allerdings für Männer, Frauen, Kinder und Jugendliche getrennt und unter gruppendynamischen Aspekten durchgeführt. Als weitere Anstöße von sozialtherapeutischer Seite sind besonders die Arbeiten von Kuypers (1980, 1981) zu sehen, die die Forschungsergebnisse aus dem englischen Sprachraum bekanntmachen. Der Notwendigkeit, auch Familienangehörige mit einzubeziehen, trug die Selbsthilfeorganisation der Anonymen Alkoholiker durch die Bildung entsprechender Gruppen Rechnung: für die nichtalkoholischen Partner „Al-Anon", für die Kinder „Al-Ateen" und für die gesamte Familie „Al-Afam". Von medizinischer Seite berichtete Sandmann schon 1974 über die intensive Einbeziehung vorwiegend der Ehefrauen, aber auch schon der Kinder in Form sogenannter Angehörigenseminare. Matakas (1977, 1978), Hargens (1983) und Feuerlein (1984) informieren über die neueren Forschungsergebnisse aus dem englischen Sprachraum.

Insgesamt kommt diesen Vorläufern das Verdienst zu, in einem ersten Schritt informierend oder praktisch die Optik zum Blickwinkel „Familie" aufgeblendet zu haben. Dabei wurde vorläufig noch das von der Beobachtungsebene „Individuum" vertraute Krankheitsmodell übernommen, was sich im Fortbestehen des naturwissenschaftlich orientierten Ursache-Folge-Denkens zeigte. Nicht die neue Frage, nämlich wie das alkoholische Verhalten in das spezifische Familiensystem paßt, sondern das alte Problem, nämlich welche Ursachen und Folgen der Alkoholismus in der Familie hat, beschäftigte die Beobachter. Der Wechsel der Optik war also noch nicht begleitet von einem Paradigmawechsel. Am weitesten in diese Richtung deutet das von Wieser (1972) erstellte Modell des „anom-restruktiven Sozialprozesses", das auf folgenden grundlegenden Annahmen beruht:

- Das Wesen des Prozesses besteht in einem strukturellen und funktionellen, in seinen Phasen sinngesetzlich zusammenhängenden sozialen Wandel.
- Der Prozeß wird nicht direkt durch den Alkoholismus, sondern durch einen sozialen Rollenkonflikt bedingt, der durch das abweichende Verhalten des Trinkers verursacht oder verschlimmert wird.
- Nicht eine lineare Folge von Stadien kennzeichnet den sozialen Prozeß, sondern die stetige und simultane Wechselwirkung zwischen zentrifugalen (anomen) und zentripetalen (restruktiven) sozialpsychologischen Tendenzen der Intimgruppe.
- Richtung und Ausgang des Prozesses sind nicht teleologisch vom Ziel her – durch die Wiederherstellung des Status quo ante – determiniert. Die Anpassung bestehender Ansprüche an erbrachte Leistungen und umgekehrt bestimmt vielmehr den Verlauf des Prozesses, was wiederum stets mehrerer die Möglichkeit des Einschlagens mehrerer und unterschiedlicher Wege in Richtung auf den Sozialprozeß offenläßt.

Dieses Modell hat seine Einschränkung zwar darin, daß es noch auf der Betrachtungseinheit „Individuum", d.h. auf den sozialen Rollenkonflikten des Alkoholikers, basiert, aber es leitet von der linear-kausalen Sichtweise zur Betrachtung der simultanen Wechselwirkung über und läßt verschiedene Ausgangsmöglichkeiten für die Bewältigung des Problems Alkoholismus offen. Hier kündigt sich die bei der familienorientierten Suchtforschung grundlegende Hypothese an, daß alle Familienmitglieder als aktive Mitspieler und Gestalter ihrer Wirklichkeit zu sehen sind (Welter-Enderlin 1982).

Zusammenfassend ist für den deutschen Sprachraum festzustellen, daß über den ersten Schritt einer Anwendung der zur Beobachtungsebene „Familie" passenden Schlüsselkonzepte, nämlich der von uns geforderten gleichzeitigen Einbeziehung der gesamten Familie, sowohl von seiten der Forschung als auch von seiten der Therapie noch keine Publikationen vorliegen.

Familienorientierte Ansätze im engeren Sinne

Im angloamerikanischen Sprachraum und in den Niederlanden konnte schon in den 70er Jahren die Erweiterung des Blickwinkels vom Individuum zur Familie mit entsprechender Erweiterung des Paradigmas einhergehen, weil hier seit den 50er Jahren durch die Familientherapie die Voraussetzungen dafür geschaffen worden waren. Vorher gab es auch hier Vorläufer in Form einer Einbeziehung des Ehepartners [Übersichten bei Bailey (1961) und Edwards et al. (1973)] oder der Kinder [Übersichten bei Rydelius (1983) und El-Guebaly u. Offord (1977)].

1954 stellte Jackson ein Modell vor, wonach die Familie den Alkoholismus wie eine Krise in 7 Phasen bewältigt. Im 1. Stadium versucht die Familie, die durch Trinkexzesse aufkommenden Probleme durch Verneinen und Verleugnen auszublenden. Im 2. Stadium kommt es zu einer sozialen Isolierung der Familie, in der 3. Phase gibt die Familie Versuche auf, die Trunksucht des Vaters erfolgreich kontrollieren zu können. Im 4. Stadium übernimmt die Ehefrau das Steuer in der Familie und der alkoholische Ehemann wird zu einem lästigen Kind. Im 5. Stadium trennt sich die Ehefrau von ihrem Mann, sofern sie selbst die anfallenden Probleme weiter beherrscht. Im 6. Stadium reorganisiert sich die Familie mit der Mutter und den Kindern einerseits und dem ausgeschlossenen Mann andererseits. Im 7. Stadium schließlich nimmt die Familie den wieder abstinenten Ehemann auf und reorganisiert sich in ihrem früheren Rollengefüge. Als Stichprobe dienten Jackson 50 Ehefrauen von Alkoholikern, an deren Gruppentreffen sie teilnahm. Ehepartner und Kinder wurden nicht befragt.

Jacksons Modell stellte insofern einen entscheidenden Schritt dar, als es die Familienperspektive mit einer Entwicklungsperspektive verband, freilich in einer streng linear gedachten Abfolge. Auch ging es immer noch um eine „Familie mit einem alkoholischen Familienmitglied", mit dem sie als Belastung fertig zu werden versucht, und nicht um ein „alkoholisches Familiensystem" (Steinglass 1981), in dem ein Mitglied sowohl ein Familienproblem zum Ausdruck bringt, als auch eine Lösung – in Form des Alkoholismus – dafür sucht.

Lemert (1960) dagegen findet nach der Befragung von 116 Einzelpersonen aus Alkoholismusfamilien keine abgrenzbaren Phasen im Sinne von Jackson (1954), sondern eher Gruppierungen von frühen, schon bei der Partnerwahl begonnenen sowie mittleren und späten Anpassungsformen an das Alkoholismusproblem.

Die erste theoretische „Ehe" zwischen den beiden beschriebenen Entwicklungslinien der familienorientierten Forscher/Therapeuten und der Alkoholismusforscher/-therapeuten sieht Steinglass (1977) in der Arbeit von Ewing u. Fox (1968). Diese kommen in ihrer klinisch-deskriptiven Studie der Gruppentherapie von Ehepaaren unter Anwendung des Homöostase-Modells (Bateson et al. 1969) zu dem Ergebnis, daß in der alkoholischen Ehe die Ehepartner sich mit ihrem Verhalten gegenseitig in Schach halten. Jeder Veränderungsversuch des einen Ehepartners stellt das familiäre Gleichgewicht in Frage und wird vom anderen mit dem Ziel gekontert, den alten Status quo wieder herzustellen.

In der Folge wurden zunehmend nicht nur theoretische (Steinglass et al. 1971a; Chafetz et al. 1974), sondern auch in der Methodik erkennbare „Ehen" zwischen beiden Entwicklungslinien geschlossen in Form einer Einbeziehung der gesamten Familie in Forschung bzw. Therapie.

12 Sucht und Familie am Beispiel des Alkoholismus

Esser (1968, 1971) stellte in den Niederlanden in Zusammenarbeit mit den Anonymen Alkoholikern „10 Punkte des Circulus vitiosus des Trinkens" und die Maxime auf, daß nur dann von Familientherapie gesprochen werden könne, wenn die Therapie im Haus der Familie stattfinde und mindestens 2 Generationen mit einbeziehe. Es wird über die ambulante Therapie von 14 Familien berichtet (Esser 1971). Wie Bowen (1974) sieht er den entscheidenden therapeutischen Schritt in der Entschlüsselung des Symptoms Alkoholismus als Ausdruck einer zugrundeliegenden Familienproblematik, bei deren Bearbeitung das Symptom Alkoholismus sozusagen als Nebenprodukt von selbst fortfalle.

In den USA berichten Davis et al. (1974) erstmals über das Verhalten einer ganzen Familie – allerdings noch ohne Angaben über Zahl und Alter der Familienmitglieder – sowohl im „trockenen" als auch im „nassen" Zustand. Nicht daß die Familie als Ganzes sich unter diesen beiden Bedingungen jeweils anders verhielt, sondern daß der Wechsel im Verhalten für den Symptomträger (Alkoholiker) rückverstärkend wirke, hielten sie als wichtiges Ergebnis fest.

Davis et al. (1978) finden an 50 Familien (mit Vergleichsgruppe) die aus Minuchins (1977) Familienkonzept abgeleitete Hypothese, daß alkoholische Familien ein größeres Ausmaß an Verstrickung oder Auflösung (s. 4.3.3) zeigen als andere Familien, nicht durchgängig bestätigt. Die Ergebnisse aus den Familienaufgaben ließen allerdings den Schluß zu, daß fundamentale Unterschiede in der Art und Weise, wie sich die Familienmitglieder in den beiden Vergleichsgruppen gegenseitig wahrnehmen und sprachlich miteinander umgingen, bestehen. Die Beobachtung, daß das alkoholische Familienmitglied sich innerlich aus der Familie zurückziehe, die Eltern sich weniger aktiv bei der Lösung der Familienaufgaben zeigten und daß die Kinder dazu neigten, diese Inaktivität auszubalancieren, führte zu der Annahme, daß das pathologische Verhaltensmuster in Alkoholismusfamilien über die familiären Subgruppen – also Individuen, Eltern, Kinder – seinen Weg nehme.

Eine detaillierte Darstellung der Ergebnisse aus Forschung und Therapie findet sich in Literaturübersichten von Chafetz et al. (1974), Ablon (1976), Janzen (1977), Steinglass (1977) und Jacob et al. (1978) und in den ersten Büchern zu diesem Thema von Kaufman u. Kaufmann (1983), Orford u. Harwin (1982) und Lawson et al. (1983). Einen besonderen Stellenwert nehmen die Forschungsergebnisse von Steinglass (1983b) sowie von Wolin u. Bennett (1984) ein. Sie können insofern als eine Weiterentwicklung der Phasenmodelle von Jackson (1954) und Wieser (1972) betrachtet werden, als sie das Ineinandergreifen von Alkoholismusgeschichte und Familiengeschichte über einen längeren Zeitraum betrachten.

Die Gruppe um Wolin kommt nach Untersuchungen von 25 Familien (Wolin et al. 1979, 1980) zu dem Ergebnis, daß sich bezüglich einer Veränderung im rituellen Leben der Ursprungsfamilie und der Übertragung des Alkoholismus auf die nächste Generation folgende 3 Gruppen unterscheiden lassen:

- Familien, in denen alle Familienrituale durch den Alkoholismus gestört werden („subsumptive families"),
- Familien, in denen einige Rituale gestört werden („intermediate subsumptive families") und
- Familien, in denen Rituale ungestört vom Alkoholismus bestehen bleiben („distinctive families").

In den subsumptiven Familien zeigte sich die größte Übertragung des Alkoholismus auf die nächste Generation. Als Rituale betrachteten Wolin u. Bennett (1984) Familienfeiern (z. B. Weihnachten, Neujahr, Ostern), Familientraditionen (z. B. das Verbringen gemeinsamer Ferien, Geburtstage, Familientreffen usw.) und Familieninteraktionen (Spielregeln des familiären Alltags wie z. B. Sitzordnung beim Essen, Umgang mit Fernsehen, Verteilung von Aufgaben).

Steinglass (1983 b) faßt die aus früheren Untersuchungen (Steinglass et al. 1971 a, b; 1977; Steinglass 1975, 1979 a, b) gewonnenen Ergebnisse zusammen und erstellt ein „lebensgeschichtliches Modell der Alkoholismusfamilie", das sich auf 3 Konzepte stützt:

Das Alkoholismussystem. Der Alkoholismus wird als Organisationsprinzip für die Interaktionsformen der Familie gesehen. Die Familien schwanken während der Phasen aktiven Trinkens affektiv zwischen 2 verschiedenen, vorhersagbaren Interaktionszuständen – je einer mit Nüchternheit und einer mit Trunkenheit verbundenen – hin und her. Dabei handelt es sich keineswegs nur um unterschiedliche Verhaltensmuster im Umgang mit dem als Alkoholiker identifizierten Angehörigen, sondern um deutlich voneinander verschiedene Interaktionszustände auf familiärer Ebene.

Die Familienhomöostase. Familien haben die Tendenz, ein bestimmtes Maß an Gleichgewicht herzustellen (Zeit der Stabilität), welches durch Krisen erschüttert werden kann (Zeit der Instabilität). Bei chronischem Alkoholismus können sich die repetitiven Verhaltensmuster mit den homöostatischen Mechanismen verbinden und werden somit zum Stabilitätsmodus der Familie.

Die Alkoholismusphasen der Familie. Der zyklische Verlauf des Alkoholkonsums hat sowohl eine mikroskopische (Tag für Tag) als auch eine makroskopische (Längsschnitt) Dimension. Das lebensgeschichtliche Modell richtet sein Augenmerk auf die makroskopische Dimension – Monate oder Jahre dauernde „Trocken- oder Naßperioden" und unterscheidet eine „trockene", eine „nasse" und eine „Übergangsphase". Die Familie findet im Laufe ihrer Entwicklungsgeschichte 4 deutlich voneinander zu unterscheidende sog. Spätentscheidungsmuster:

- die stabil nasse Alkoholismusfamilie;
- die stabil trockene Alkoholismusfamilie: Der Alkoholiker trinkt nicht mehr, dennoch ist das Thema Alkoholismus weiterhin Mittelpunkt des Familienlebens;
- die stabil strockene, alkoholismusfreie Familie: In diesen Familien spielt das Thema Alkoholismus weder im materiellen, noch im gedanklich-emotionalen Sinn eine Sonderrolle;
- die stabile alkoholismusfreie Familie mit dem umstrittenen sog. kontrollierten Trinken.

Das Neue im Konzept der familiären Entwicklung sieht Steinglass (1983b) in der Vorstellung des zyklischen statt progressiv-linearen Verlaufs der Alkoholismusgeschichte. Damit gleiche sie anderen chronischen Krankheiten, z. B. Dialyseabhängigkeit oder Körperbehinderung. Wie ein „Wachstumshemmer" zwingt der Alkoholismus nach dem Steinglass-Modell die Familie zyklisch in bereits durchlaufene Stadien zurück, statt ihr - wie bei anderen Familien - eine schrittweise Entwicklung durch neue Aufgaben und Phasen zu erlauben.

Eine Antwort auf die Fragen, ob Alkoholismusfamilien generell charakteristische Verhaltensmuster zeigen und ob bei diesen Familien in den unterschiedlichen Alkoholismusphasen bestimmte Verhaltensmuster zu beobachten sind, erbrachten die Untersuchungen an 31 Familien sowohl unter Laborbedingungen (Steinglass 1979b) als auch zu Hause (Steinglass 1979a, 1981):

- Aufgrund der großen beobachteten Verhaltensspielbreite ist anzunehmen, daß Alkoholismusfamilien keine homogene Gruppe mit spezifischen Verhaltensmustern, sondern vielmehr eine heterogene Gruppe darstellen.
- Es lassen sich 3 verschiedene Verhaltensmuster mit 3 Alkoholismusphasen korrelieren: In der stabil-nassen und in der Übergangsphase von naß zu trocken oder trocken zu naß zeigen die Familien eher rigide Verhaltensmuster, während in der stabil-trockenen Phase eher flexible Verhaltensmuster vorherrschen.
- Phasensensitive Interaktionsmuster erlauben eine Voraussage über die derzeitige Alkoholismusphase der Familie. Von 5 aufgestellten Verhaltensvariablen zeigten sich die Variablen Distanzregulation und Themenvielfalt als besonders alkoholsensitiv, unabhängig von der jeweiligen Alkoholismusvorgeschichte.

Ob die charakteristischen Verhaltensmuster sich allerdings tatsächlich beim Wechsel von einer Alkoholphase zur anderen änderten, konnte Steinglass (1981) nicht zeigen, da die Familien nur in einer Phase während 6 Monaten beobachtet wurden. Die Untersuchungsergebnisse werden außerdem dadurch eingeschränkt, daß der Beobachtungsfokus bei den Ehepartnern lag und das Verhalten der adoleszenten Kinder weder betrachtet noch ausgewertet wurde.

Zusammenfassend läßt sich aus den vorliegenden Untersuchungen folgendes feststellen:

- Die sowohl von Therapeuten als auch von Forschern auffallend lange als „Stiefkind" (Steinglass 1983b) behandelte Alkoholismusfamilie als Ganzes hat seit den 70er Jahren zunehmend Interesse gefunden. Ähnlich wie bei der Schizophrenie in den 60er Jahren, zeichnet sich auch beim Alkoholismus ein Paradigmawandel vom Individuum zur Familie ab.
- Auf therapeutischer Seite schritt die Einbeziehung der ganzen Familie von der klinischen Nachsorge über die begleitende Mitbehandlung bis zur Einbeziehung von Anfang an rasch fort und führte zur verheißungsvoll klingenden Aufnahme der Familientherapie, ohne daß deren höhere Effektivität bisher nachgewiesen werden konnte. So bleibt vorläufig die Vermutung, daß die Einbeziehung der Familie v. a. für die Therapeuten eine emotionale Druckentlastung und die Herausführung aus der Überspezialisierung der Suchtbehandlung (Harwin u. Orford 1982) bedeutete.
- Die Forschung hinkt zur Zeit mit der Erstellung eines entsprechenden Familienalkoholismusmodells hinter der Therapie her. Bisherige Befunde lassen den Schluß zu, daß sich eine Typologie der Alkoholismusfamilie ebensowenig aufstellen läßt wie eine Typologie des Alkoholikers oder der Alkoholikerehe. Allerdings scheint es innerhalb der Gruppe der Alkoholismusfamilien in Abhängig-

keit vom Alkoholkonsum voneinander unterscheidbare familiäre Verhaltensmuster zu geben. Neben diesen eher kurzfristigen Mustern gibt es offenbar langfristige, generationenübergreifende Lösungswege ähnlich wie bei anderen chronischen Erkrankungen.

2.2.2 Andere Suchtformen und Familie

Obwohl Drogenabhängigkeit meist ein Phänomen der Adoleszenz ist und die Einbeziehung der Familie deshalb vielleicht näher liegt als bei den meist erwachsenen Alkoholikern, fand auch hier erst Anfang der 70er Jahre und ausgehend von den USA eine Erweiterung des Paradigmas vom Individuum zur Familie statt. Entsprechende Forschungsansätze und Therapiemodelle beschreiben Madanes et al. (1981), Stanton u. Todd (1982a, b) und Welter-Enderlin (1982). Einen aktuellen, internationalen Literaturüberblick bietet Uchtenhagen (1982).

In bezug auf Spieler wechselten Hand u. Kaunisto (1984) vom traditionellen, an der Philosophie der Anonymen Alkoholiker orientierten Suchtmodell zu einem familienorientierten Neurosenmodell über.

In den Berichten von Ziegler-Driscoll (1977, 1979) über die gemeinsame stationäre Familientherapie von Alkoholikern und Drogensüchtigen zeichnet sich bereits ab, daß die familienorientierte Perspektive für die verschiedenen Suchtformen ein gemeinsames Erklärungsmodell darstellen und somit die Suchtproblematik generell aus ihrer Sonderstellung in bestehende, allgemeinpsychiatrische Behandlungseinrichtungen zurückführen kann.

3 Eigener Forschungsansatz

3.1 Ausgangshypothese

Nicht nur durch seine Verwandtschaft, sondern auch durch sein Verhalten ist das alkoholsüchtige Familienmitglied – wie alle anderen Familienmitglieder – als Teil in das Ganze eines Familiensystems eingebunden. Wir stellen daher die Hypothese auf, daß das Verhalten des alkoholsüchtigen Familienmitglieds zusammen mit dem Verhalten der anderen Familienmitglieder einer gemeinsamen Spielregel folgt. Das alkoholsüchtige Verhalten ist also als Teil einer Gesamtregel anzunehmen, so wie z. B. das Kartenausteilen Ausdruck einer Spielregel ist, an der alle Mitspieler teilnehmen, auch wenn sich das nur durch Warten, Zuschauen oder gar zeitweilige Abwesenheit ausdrückt. Eine weitere Hypothese ist, daß dieser zugrundeliegenden Spielregel alle Familienmitglieder, also auch die Kinder und Jugendlichen folgen, oft über mehrere Generationen.

3.1.1 Definition des Alkoholismus

Aus oben ausgeführten Sichtweise folgt, daß mit der Erweiterung des Beobachtungsfeldes vom Individuum zur Familie der Alkoholismus nicht als Krankheit eines Individuums, sondern sowohl als eine im Verhalten (Alkoholismus) zum Ausdruck kommende zugrundeliegende Familienproblematik als auch zugleich der – freilich selbstdestruktive – Versuch einer Lösung dieser Problematik zu betrachten ist. Der Weg der Problemlösung ist also zum Symptom geworden. Eine ähnliche Definition schlägt Chafetz (1974) vor, der Alkoholismus als ein mit Problemen im Leben eines Menschen verknüpftes Trinkverhalten definiert.

Damit sind das Krankheitskonzept und die Typologie von Jellinek (1960) keineswegs überflüssig geworden, sondern erhalten in diesem Rahmen insofern einen neuen Stellenwert, als damit nicht nur die Schwere des individuellen Alkoholmißbrauchs und die Alkoholfolgeschäden definiert werden können, sondern dieses Krankheitskonzept v. a. den Betroffenen hilft, in einem ersten Schritt das Problem als Krankheit zu definieren und folglich außerfamiliäre Hilfe zu suchen. Das Krankheitskonzept erhält also auf der Beobachtungsebene „Familie" die Bedeutung eines hilfreichen „Sprengmittels": es beendet die Selbsthilfeversuche der Familie und macht diese dadurch zugänglich für hilfreiche neue Maßnahmen, z. B. in Form einer Familientherapie oder Teilnahme an einer Selbsthilfegruppe. Das Krankheitskonzept ermöglicht es außerdem der Öffentlichkeit, mit dem Phänomen Alkoholismus nicht moralisierend oder strafend, sondern verständnisvoll umzugehen.

Definition von Familie – Begründung, Fragestellung und Ziel der Untersuchung   17

3.1.2 Definition von Familie

Ebenso wie der Begriff „Volk" oder der Begriff „Gruppe" beinhaltet der Begriff „Familie" nicht nur eine bestimmte Anzahl von Individuen. Vielmehr stellen diese Begriffe das Produkt einer gemeinsamen „konsensuellen Realität" (Maturana 1982) bzw. eine kulturell bestimmte „Interpretationsfolie" (Levold 1984) dar, die für die jeweiligen Mitglieder oder entsprechende Beobachter verbindlich sind. Nach Bateson (1982) können diese Begriffe auch als ein mehrere Menschen verbindendes Muster (z. B. Hautfarbe, Sprache, Tradition, Erbe, emotionale Bindungen, Rollen usw.) verstanden werden, das sich von Mustern anderer vergleichbar großer menschlicher Systeme unverwechselbar unterscheidet. Die jeweiligen Mitglieder definieren ihre Zugehörigkeit zu einem Volk, einer Gruppe oder einer Familie nach Kriterien, die sie persönlich mit einem dieser Systeme verbinden. Da wir in der vorliegenden Untersuchung über Alkoholismus die Beobachtungsebene „Familie" gewählt haben, wählten wir aus forschungspragmatischen Gründen die in unserem Kulturkreis am häufigsten vorkommende Familienform der Kern- oder Kleinfamilie als Beobachtungseinheit. Sie wird von Soziologen (König 1970) als das eheliche Zusammenleben von Mann und Frau mit ihrer Nachkommenschaft in einem Haushalt definiert, wobei in einzelnen Fällen eine oder mehrere Personen (z. B. Großeltern) mit einbezogen sein können. Wir sind uns dabei im klaren, daß wir nur eine der vielen möglichen Familienformen (Simon u. Stierlin 1984) herausgegriffen haben.

Als „erweiterte Familie" bezeichnen wir das über die Kernfamilie hinausgehende Verwandtschaftsnetz beider Ehepartner: ihre jeweilige Herkunftsfamilie (Geschwister und Eltern) und eventuell frühere Ehepartner oder Kinder. Die erweiterte Familie setzt sich also in der Regel aus 3 Kernfamilien bzw. 3 Generationsebenen zusammen und kann übersichtlich in Form eines Genogramms (s. 4.1.1) veranschaulicht werden.

Als „familiäre Subgruppe" verstehen wir alle Personenkonstellationen, die kleiner als die definierte Einheit Familie sind, also z. B. Eltern, Ehepartner, Kinder, Geschwister, Vater-Kind- oder Mutter-Kind-Dyaden.

3.2 Begründung, Fragestellung und Ziel der Untersuchung

Für die Situation in den USA stellen Davis (1980) und Steinglass (1983a) fest, daß sich die Klischeevorstellung vom Alkoholiker als einem isoliert-lebenden, obdachlosen, arbeitslosen und heruntergewirtschafteten Menschen – wie sie für das Ende einer Alkoholkarriere und für Heilstättenpopulationen zutreffen mag – nicht auf die Mehrheit der Alkoholiker übertragen läßt. Auch von der Mehrheit der schätzungsweise 1,8 Millionen Alkoholiker in der BRD (Gerchow u. Schrappe 1980) kann angenommen werden, daß sie nicht allein, sondern in einem nach außen hin intakt und stabil wirkenden Familiensystem leben. Ebenso wird die Vorstellung der sich isolierenden und Hilfe verweigernden Alkoholismusfamilie durch Untersuchungen in Frage gestellt, nach denen der Alkoholiker in einem frühen Stadium häufiger als bisher angenommen den Hausarzt aufsucht (Ritson 1982; Matakas et al. 1984).

Hinsichtlich der Kinder und Jugendlichen kommt hinzu, daß Alkohol im Gegen-

Eigener Forschungsansatz

satz zu anderen Suchtmitteln insofern eine typische Familiendroge darstellt, als er Genuß- und Suchtmittel zugleich ist, das die Kinder in den Familien meist im Alter von 12-15 Jahren kennenlernen (Feuerlein 1984).

Angesichts dieser Überlegungen und der Feststellung, daß im deutschen Sprachraum keine Untersuchungen von ganzen Familien mit dem Problem Alkoholismus vorliegen, schließt die vorliegende Untersuchung eine bestehende Lücke. Untersuchungen aus dem angloamerikanischen Sprachraum berücksichtigen zwar ganze Familien, vernachlässigen aber Kinder und Jugendliche betreffende Daten wie z.B. Alter, Entwicklungsstand und Einbezogensein in das Alkoholismussystem. Mehr Kenntnis über den Stellenwert der Kinder und Jugendlichen könnte die Frage beantworten, welche Rolle der Alkoholismus in den unterschiedlichen Phasen des familiären Lebenszyklus spielt. Da z.B. eine Familie mit kleinen Vorschulkindern in einer anderen Phase ihres Lebenszyklus steht als eine Familie mit halberwachsenen Jugendlichen, wird der Alkohol in beiden Situationen eine unterschiedliche Bedeutung für die Familie haben. Ferner blieb bisher die Frage unbeantwortet, in welcher Weise die Kinder und Jugendlichen nicht nur passiv, sondern eventuell auch aktiv in die Aufrechterhaltung des familiären Alkoholismussystems eingebunden sind.

Das Ziel dieser Untersuchung ist deshalb:

- im deutschsprachigen Raum erstmals Erfahrungen über die als besonders schwierig beschriebene Rekrutierung süchtiger Familien zu sammeln (Kirschenbaum et al. 1974; Davis 1980; Stanton u. Todd 1982a),
- in dem Neuland der Untersuchung ganzer Alkoholismusfamilien eine entsprechende Methodik zu entwickeln und damit einen ersten Schritt in diese Forschungsrichtung zu machen und
- im Rahmen einer Dreigenerationenperspektive eine Erklärungsbrücke zwischen der jeweiligen Familien- und Alkoholismusgeschichte zu finden und schließlich
- unter stärkerer Beachtung der einbezogenen Kinder und Jugendlichen deren Bedeutung für das alkoholische Familiensystem besser kennenzulernen.

Gerade unter dem letztgenannten Aspekt soll angestrebt werden, nicht nur eine rückblickende Entschlüsselung der dem alkoholsüchtigen Verhalten zugrundeliegenden familiären Spielregeln zu finden und damit Denkanstöße für gegenwärtige Therapieformen zu geben; vielmehr soll v.a. eine für die Kinder und Jugendlichen notwendige zukunftsorientierte Perspektive ermöglicht werden. Denn mehr Kenntnis über den Zusammenhang ihrer Familiengeschichte mit der Alkoholgeschichte könnte ihre Möglichkeiten erweitern, eine neue Antwort auf die familiäre Problematik zu finden, die nicht mit Selbstzerstörung einhergeht. Ohne diese Kenntnis läuft die jüngste Generation der Alkoholismusfamilie Gefahr, die erlernten Muster wie ein „psychologisches Erbe" nachfolgenden Generationen unverändert weiterzugeben.

3.3 Anforderungen und Schwierigkeiten bei der Erstellung eines familienorientierten Forschungsansatzes

Die Aufgabe, Wahrgenommenes in Beschreibung umzusetzen (Bateson 1958), bringt den Forscher, der eine ganze Familie als Beobachtungseinheit wählt, vor eine methodologische „Zwickmühle" (Reiter-Theil 1984). Wählt er herkömmliche, d. h. an Individuen und Dyaden entwickelte Methoden der Therapieforschung, so erhält er aus dem komplexen Familiensystem einen Berg von sog. objektiven Daten – und zwar um so mehr, je stärker er durch eine künstliche Laborsituation die Variablen konstant hält –, aber nicht solche Informationen, die er als für die Familie als Ganzes charakteristisch ansieht. Entwickelt er dagegen eine der Beobachtungsebene angemessene Methode, d. h. die ganzheitliche Erfassung der Familie unter Einbeziehung der Interpretation seiner eigenen Wahrnehmungen, Einstellungen und Urteile, so setzt er sich seinen eigenen, aus dem empirisch-experimentellen Rahmen stammenden Idealen sowie der Kritik seitens der Wissenschaftlergemeinde aus. Wir wählten 2 Auswege aus dieser Zwickmühle:

- den auch von Klagsburn u. Davis (1977) und Reiter-Theil (1984) vorgeschlagenen Kompromiß zwischen beiden Ansätzen, der in unserem Fall in der Kombination einer ganzheitlichen Betrachtung der Familieninteraktionen (halbstrukturiertes Interview) mit einer Analyse standardisierter Interaktionsausschnitte (konzeptorientiertes Rating) besteht und den Weg,
- aus dem Auftreten von Hindernissen und Schwierigkeiten, aber auch Nichterwartetem zu einer neuen Perspektive und damit zu neuen Erkenntnissen zu gelangen (Devereux 1976).

4 Alkoholismus und Familie - Eigene Untersuchungen

4.1 Methodik

Die Wahl der Methodik erfolgte entsprechend unserer schon dargelegten Fragestellung und Zielsetzung. Informationen über die Verknüpfung von Familien- und Alkoholismusgeschichte sollten durch das Genogramm und den freien Teil der beiden Interviews gewonnen werden.

Über Standardfragen sollte in Erfahrung gebracht werden, welche integrative Kraft der Alkoholismus für die Familie hat und was die Familie an dessen Stelle und in ähnlicher Weise in Anspruch nehmen könnte (z.B. gemeinsame Unternehmungen, Familienrituale usw.). Auf gleiche Weise sollten Informationen über die Bedeutung des selbstdestruktiven Trinkverhaltens für die restliche Familie gewonnen werden. Die Standardfragen im 2. Interview bezogen sich auf die zwischenzeitliche Weiterentwicklung der Familie, den Stellenwert von Alkohol und gemeinsamen Unternehmungen sowie auf die Einstellung der Familie zu der Untersuchung selbst. Aus dem Gesamt dieser Informationen sollte für jede Familie eine Erklärungsbrücke zwischen der Alkoholismusgeschichte und der jeweiligen Familiengeschichte konstruierbar werden, um das „Puzzleteil" Alkohol in eine passende Lücke des gesamten „Familienpuzzles" hypothetisch einfügen zu können.

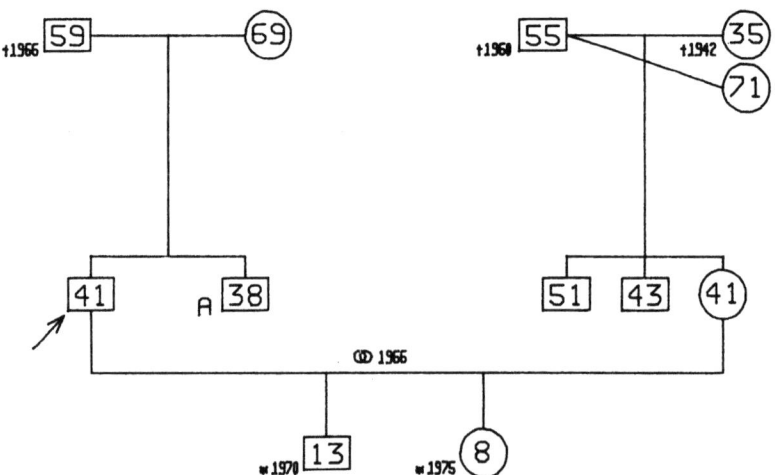

Abb. 1. Genogramm (Beispiel). *Zeichenerklärung:*
⑥⑨ w. (Zahl = Alter), 55 m. (z.B. 55 Jahre), * geboren, † gestorben, ⚭ verehelicht, --- zusammenlebend, ___ verheiratet, ⊥ getrennt lebend, ╫ geschieden, | leibliches Kind, ┆ nichtleibliches Kind, ↗ Indexpatient, *A* Alkoholproblem

Die Familienaufgaben sollten der Klärung der Frage dienen, ob sich innerhalb unserer Gruppe von Alkoholismusfamilien aufgrund des aktuellen Interaktionsmusters Untergruppierungen abgrenzen lassen.

4.1.1 Genogramm

Das Genogramm (s. Abb. 1) dient als eine graphische Darstellung der verwandtschaftlichen Beziehungen eines Personennetzes von 3 Generationen und erlaubt einen schnellen Überblick über Anzahl, Alter und Position der lebenden und verstorbenen Familienmitglieder (Simon u. Stierlin 1984). Der sog. Indexpatient oder Symptomträger ist besonders gekennzeichnet (s. Zeichenerklärung zu Abb. 1).

4.1.2 Halbstrukturiertes Interview

Um in relativ kurzer Zeit möglichst viele Informationen über das familiäre Beziehungsmuster zu gewinnen, wählten wir für das Interview die von Selvini Palazzoli et al. (1981) beschriebene Fragetechnik. Danach versucht der Interviewer auf der Basis einer gegenüber allen Familienmitgliedern neutralen Grundhaltung und durch sog. zirkuläres Fragen von den einzelnen Familienmitgliedern ihre jeweilige Sichtweise über innerfamiliäre Beziehungen zu erfahren:

- Wann kam der Alkoholismus in die Familie?
- In welcher Situation befand sich die Familie?
- Wie reagierten die erweiterte und die Kernfamilie auf den Alkoholismus?
- Wie reagierten die Kinder?
- Wann erreichte der Alkoholismus seinen Höhepunkt?
- Auf wessen Initiative hin wurde außerfamiläre Hilfe aufgesucht?

Dieses Vorgehen sollte Informationen über das Ineinandergreifen von Alkoholismusgeschichte und Familiengeschichte erbringen. Während der Informationsgewinnung paßt der Interviewer seine Fragen der Situation ständig so an, daß er am Ende eine Hypothese darüber aufstellen kann, welche zugrundeliegende Familienproblematik der Alkoholismus einerseits zum Ausdruck bringen, andererseits auch zu lösen versuchen könnte und wie alle an diesem Lösungsversuch – und somit an der Aufrechterhaltung des Alkoholismussystems – mitwirken.

1. Untersuchung. Bei der 1. Untersuchung fügten wir gegen Ende des Interviews zwei Standardfragen ein:

- Angenommen, man würde Alkohol mit einem Spiel wie Skat oder Mensch-ärgere-Dich-nicht vergleichen, das eine Familie dauernd beschäftigt und in Gang hält, was wird Ihre Familie beschäftigen, wenn der Alkohol keine Rolle mehr spielt?
- Angenommen, das zur Zeit alkoholsüchtige Familienmitglied würde sich in einer Art Selbstaufopferung entschließen, nicht mehr in die Familie zurückzukehren, um die Familie vom Alkoholismus zu befreien. Wie würde die Familiengeschichte in Ihrer Phantasie weitergehen?

2. Untersuchung. Bei der 2. Untersuchung baute sich das gesamte Interview um folgende Fragen auf, die sich alle auf die Zeit zwischen der 1. und der 2. Untersuchung beziehen:

- Was hat sich sowohl in der Kernfamilie als auch in der erweiterten Familie bezüglich der Mitgliedschaft (Geburt, Heirat, Tod) oder Bindung (z. B. Auszug eines Kindes, Trennung, Scheidung) geändert?
- Welche Veränderungen haben die Kinder im Umgang der Eltern miteinander bemerkt?
- Hat die Familie neue Gewohnheiten, regelmäßige Termine oder Rituale eingerichtet oder bisherige fallenlassen?
- Wie geht die Familie zur Zeit theoretisch (z. B. Gespräche, Aufklärung der Kinder) und praktisch (Alkoholkonsum, Alkohol für Gäste, Teilnahme an Therapien oder Selbsthilfegruppen) mit dem Thema Alkohol um?
- Gab es von seiten eines Familienmitglieds Bedenken oder Einwände gegen unseren Hausbesuch?
- Wäre die Familie bei weiteren Untersuchungen zur Mitarbeit bereit?

Das Interview wurde mit allen, kreisförmig zusammensitzenden Familienmitgliedern geführt und dauerte ca. 70 Minuten.

4.1.3 Familienaufgaben

Als eine adäquate Methode, unserem Ziel, die Interaktion der Familie direkt beobachten zu können, näherzukommen, boten sich die von Elbert et al. (1964) entwickelten Familienaufgaben („family tasks") an. Sie stimulieren sozusagen in standardisierter Form eine Inszenierung von Familieninteraktion. Von den insgesamt 6 Aufgaben wählten wir 2 für unser Forschungsvorhaben aus:

- Die 1. Aufgabe verlangt von der Familie eine gemeinsame *Entscheidungsfindung*, indem der Speiseplan für ein gemeinsames Mittagessen zusammengestellt werden soll. Das Menü soll eine Sorte Fleisch, zwei Sorten Gemüse, ein Getränk und einen Nachtisch enthalten und mit dem Ziel zusammengestellt werden, alle zufriedenzustellen.
- Die 2. Aufgabe fordert die Familie auf, sich an den Ablauf eines kürzlich stattgefundenen Familienstreits zu erinnern, verlangt also von der Familie den Umgang mit gegensätzlichen Interessen bei *Konflikten*.

Beide Aufgaben, für deren Lösung jeweils 5 Minuten zur Verfügung standen, und die Instruktionen wurden der Familie von einer Tonbandkassette – sie kann vom Autor angefordert werden – vorgespielt. Der im Raum anwesende Versuchsleiter beschränkte sich auf die Beobachtung des Ablaufs.

Sowohl das halbstrukturierte Interview als auch die Untersuchung mit den Familienaufgaben wurde für die spätere Auswertung über eine Videokamera aufgezeichnet.

4.2 Stichprobe

4.2.1 Exkurs: Rekrutierung als Problem

Die sowohl für die Therapie (Ziegler-Driscoll 1977; Davis 1980; Stanton u. Todd 1982a; Ritson 1982) als auch für die Forschung (Kirschenbaum 1974; Wolin u. Bennett 1981) beschriebene besondere Schwierigkeit, bei vorliegender Suchtproblematik die ganze Familie einzubeziehen bzw. zu rekrutieren, zeigte sich auch in unserer Untersuchung.

Die Rekrutierungsbemühungen erstreckten sich über einen Zeitraum von 2 Jahren (1981-1983). Ausgehend von alarmierend hohen Zahlen bezüglich der Zunahme von alkoholsüchtigen Schülern (Gruner 1977; Jasinski 1975; Stober 1978) boten wir zunächst eine ambulante, familienorientierte Therapie an. Von diesem Angebot wurden Lehrer, jugendpsychiatrische Dienste, Beratungsstellen, anonyme Jugendberatung, Kindersorgentelefon usw. durch Handzettel informiert. Zusätzlich halfen Presse und Rundfunk, diese Information zu verbreiten. Auf dieses Angebot hin meldete sich niemand.

In einem 2. Versuch wandten wir uns an nervenärztliche Praxen, Aufnahmestationen, Ärzte im Bereitschaftsdienst und Alkoholberatungsstellen. Insgesamt haben wir uns bei den ersten beiden Versuchen an 30 Stellen gewandt. Als auch aus diesen Quellen keine Familien zu rekrutieren waren, entschlossen wir uns in einem 3. Versuch, in stationären Behandlungseinrichtungen für Alkoholiker über den in Behandlung befindlichen Symptomträger Familien zu finden. Wir nahmen daher mit 8 Fachkliniken für Alkoholkranke und 3 Selbsthilfegruppen der Anonymen Alkoholiker Verbindung auf. Auf diesem Weg konnten wir schließlich 20 Familien finden. Einschließlich der Hausbesuche bei den Familien waren wir bei diesem 3. Versuch ca. 5000 km unterwegs.

Wir nehmen aufgrund unserer Erfahrungen bei den 3 Rekrutierungsversuchen unterschiedliche Schwierigkeiten an. Beim 1. und 2. Versuch lagen die Hindernisse vermutlich:

- in den Familien selbst (Ritson 1982),
- in einer Art „Komplizenschaft" zwischen den Alkoholikern und ihren Helfern (Welter-Enderlin 1982) und
- in der Vorbehalte provozierenden Lage unseres Arbeitsplatzes (psychiatrische Institution).

Beim 3. Rekrutierungsversuch dürfte das Haupthindernis die „Karrierestation" (Matakas et al. 1984) der Indexpatienten gewesen sein, deren familiäre Bindungen in den meisten Fällen zu diesem Zeitpunkt schon zerbrochen waren.

So ergibt sich bei der Rekrutierung das Dilemma, mit traditionellen Methoden *vor* der stationären Behandlung des Indexpatienten keinen Zugang zu Suchtfamilien zu bekommen und in den Fachkliniken kaum noch intakte Familien vorzufinden.

Für den Bereich der Therapie entwickelten deshalb Stanton u. Todd (1982a) eine Anzahl von Techniken und Strategien, um bei einem Suchtproblem Familien erfolgreich einbeziehen zu können. Wir sagten beim 3. Rekrutierungsversuch den Familien die Erstattung von Fahrtkosten bzw. ein Interviewhonorar zu. Wir gewannen allerdings aufgrund der Einkommensverhältnisse, der ohnehin stattfindenden Besuchskontakte und der generellen Zusage aller Familien, auch an weiteren Untersuchungen teilnehmen zu wollen, den Eindruck, daß dies für die Familie kein maßgeblicher Grund für eine Teilnahme an dem Forschungsprojekt gewesen sein dürfte.

4.2.2 Auswahlkriterien

Im 3. Rekrutierungsversuch und entsprechend unserer Definition von Kernfamilie stellten wir folgende Auswahlkriterien auf:

- Ein Familienmitglied soll als Hauptproblem den Alkohol haben.
- Der (die) Patient(in) soll in seiner Familie leben, bestehend aus einem Elternpaar und mindestens einem Kind über 12 Jahre.
- Der Familienhaushalt soll zum Zeitpunkt der 1. Untersuchung mindestens 2 Jahre bestanden haben. Es kommen also auch geschiedene Ehepartner und Familien mit Kindern aus geschiedenen Ehen in Frage.
- Die Familie sollte eigenes Einkommen haben und kein Arbeitslosengeld- oder Sozialhilfeempfänger sein.
- Es sollte sich um deutsche Familien handeln.
- Die Berufstätigkeit des Alkoholikers sollte nicht mit einer Alkoholexposition verbunden sein (z. B. Brauerei, Getränkeversand, Gaststätte usw.).
- Das Einverständnis der Familie, an einem 2stündigen Forschungsinterview teilzunehmen, sollte vorliegen.

Wir versuchten, in den Fachkliniken und in den Selbsthilfegruppen ein Mitglied zu finden, das sich an unserem Vorhaben besonders interessiert zeigte und uns mit den ausgesuchten, vorinformierten Familien in Verbindung brachte.

4.3 Methodik zur Einschätzung von Familieninteraktionen

Da bisherige Testverfahren meist für Individuen entwickelt wurden und standardisierte Testverfahren für die Diagnostik von Familien noch wenig verbreitet sind (Simon u. Stierlin 1984), standen wir vor der Aufgabe, ein für unsere Zwecke geeignetes Instrumentarium selbst zu erstellen.

Als Methode zur Einschätzung von Interaktionen wählten wir das konzeptorientierte quantitative Rating (Langer u. Schulz von Thun 1974). Dieses Ratingverfahren hat den Vorteil, den Ratingprozeß nicht nur zu formalisieren und zu rationalisieren, sondern auch die Ratingergebnisse durch einen gemeinsamen Bezugspunkt (Konzept) vergleichbar zu machen. Dazu war eine Raterschulung[1] erforderlich. Als konzeptueller Bezugspunkt diente uns Minuchins „Modell einer Familie" (1977).

Auf diese Weise versuchten wir, den unter 3.3 beschriebenen Anforderungen beim Beschreiben von komplexen Systemen (Familie) durch Bildung eines „konsensuellen Bereiches" (Maturana 1982) unter den Ratern gerecht zu werden. Wir gingen also von der gedanklichen Voraussetzung aus, daß nicht eine „objektive

---

[1] Das erstellte Ratermanual kann vom Autor angefordert werden.

Realität" der Familieninteraktion, sondern vielmehr eine verbindliche, d. h. konzeptorientierte Einigung auf eine Sichtweise unter den Beobachtern existiert. Diese muß sich freilich an den gängigen Standards psychologischer Methodenlehre messen lassen (Brunner 1984). Die Überprüfung der Reliabilität und der Konzepttreue der Rater diente diesem Ziel. Ferner wurden die Raterergebnisse einer Diskriminanz- und Clusteranalyse unterzogen.

4.3.1 Untersuchungsmaterial

Das Untersuchungsmaterial bestand aus den 15minütigen Videoaufnahmen der Familieninteraktion während der Familienaufgaben (s. 4.1.3). Während dieser Zeit saß die jeweilige Familie zusammen um einen Tisch und war mit dem Anhören und der Lösung der vom Kassettenrekorder erhaltenen Familienaufgaben beschäftigt. Waren die Familien vor der festgelegten Zeit fertig, stand ihnen die restliche Zeit zum freien Gespräch zur Verfügung. Die Rater konnten die Familien also während der Instruktion, der Aufgabenlösung und in der gegebenenfalls frei zur Verfügung stehenden Zeit beobachten. Das Rating sollte sich auf die gesamte Zeit von 15 Minuten beziehen.

4.3.2 Relevante Merkmale zur Einschätzung von Familieninteraktion

Die Auswahl der Merkmale (s. Tabelle 1) leitet sich aus der Kenntnis der Literatur (Ziegler-Driscoll 1979; Steinglass 1979a, b; Kaufman u. Kaufmann 1983; Stanton u. Todd 1982b; Lawson et al. 1983) über Suchtfamilien her, die im Einklang mit dem für das in der Raterschulung zugrundegelegte „Modell einer Familie" nach Minuchin (1977) standen.

Die Definition der Merkmale hatte zu berücksichtigen, daß sich mit den Merkmalen die ganze und nicht nur Teile der Familieninteraktion (z. B. Ehepaar, Eltern-Kinder) erfassen lassen sollten. Bezüglich der Anzahl der unterschiedlichen Merkmale war einerseits die allgemeine menschliche Gedächtniskapazität (Miller 1956) und andererseits die Ratinganforderung zu berücksichtigen, Familieninteraktion durch ein eingeprägtes Merkmalraster 15 min zu beobachten und zu bewerten. Wir wählten daher 8 Merkmale:

Die Merkmale 1-5 konnten wir direkt aus Minuchins „Modell einer Familie" (1977) übernehmen und dort ergänzen, wo es aufgrund der bipolaren Skalenkonstruktion erforderlich war. Im konzeptuellen Einklang damit stehen die Merkmale 6 und 7, die von Watzlawick (1967) übernommen und von der ursprünglichen Anwendung auf Dyaden für Familien transformiert wurden. Im gleichen Sinne wurde Merkmal 8 von Riskin u. Faunce (1980) übernommen und für unsere Zwecke abgewandelt. Die Merkmale und die beiden jeweiligen Unterkategorien werden im folgenden kurz beschrieben. Eine ausführlichere Fassung einschließlich Darstellung des Familienkonzepts von Minuchin (1977) liegt in einem Ratermanual vor.

Merkmal 1: Innerfamiliäre Grenzen. Dieses Merkmal bezeichnet die Nähe-Distanz-Relation der Familienmitglieder und der Subsysteme untereinander sowie deren

Bereitschaft, Abgrenzungen wahrzunehmen und ihnen Rechnung zu tragen. Innerfamiliäre Grenzen sind das Ergebnis der je nach aktueller Anforderung und Lebensphase der Familie erreichten Balance zwischen Individuationstendenzen der Einzelnen und Intergrationstendenzen der Familie. Sehr starke Individuationstendenzen gehen mit sehr klaren innerfamiliären Abgrenzungen einher und können im Extrem zur Auflösung der Familie führen: alle streben sternförmig-zentrifugal auseinander. Sehr starke integrative Tendenzen führen zu „Wir-Familie" mit hoher Verstrickung untereinander: alle machen alles gemeinsam, sind von zentripetalen Kräften ständig zu einer Familienmasse zusammengehalten und so untereinander verstrickt, daß die Grenzen zwischen Individuen oder Subgruppen verwischen.

Merkmal 2: Außerfamiliäre Grenzen. Dieses Merkmal bezeichnet die Qualität und Quantität des kommunikativen Austauschs der Familie mit ihrer sozialen Umwelt.

Übergroße Offenheit kennzeichnet Familien, deren Mitglieder mehr in der außerfamiliären sozialen Umwelt „zuhause" sind als in ihrer Familie selbst. Diese Familien gleichen eher einem lockeren Konglomerat von Individuen und treten nach außen kaum als abgegrenzte Familie in Erscheinung.

Dagegen kennzeichnet Geschlossenheit solche Familien, die sich gegen ihre Umwelt eher hinter einer Familienmauer abschotten und versuchen, in einem autonomen Mikrokosmos zu leben.

Merkmal 3: Verhaltensrepertoire. Verhaltensrepertoire bezeichnet die der Familie zur Verfügung stehende Bandbreite an Verhaltensweisen, die je nach Stressor oder Lebensphase von der Familie für Lösungen ausgeschöpft werden kann. Manche Familien gehen mit ihrem Repertoire eher flexibel um, andere eher starr.

Ein rigider Gebrauch des Verhaltensrepertoires liegt vor, wenn die Familie auf unterschiedliche Anforderungen mit dem stets gleichen Verhaltensmuster reagiert, oftmals in vorhersagbarer Weise. Ein chaotischer Umgang mit dem Verhaltensrepertoire kennzeichnet solche Familien, die in nichtvorhersagbarer Weise bei ähnlichen Anforderungen von ihrem Repertoire einmal starr, ein anderes Mal flexibel Gebrauch machen.

Merkmal 4: Umgang mit Konflikten. Dieses Merkmal bezieht sich einerseits auf die Fähigkeit der Familie, einen Konflikt wahrzunehmen und anzuerkennen, andererseits auf die Art und Weise der Konfliktbewältigung.

Konfliktvermeidung liegt vor, wenn die Familie die Entstehung von Konflikten verhindert, die Augen vor Konflikten verschließt oder erkannte Konflikte nicht verarbeitet.

Konfliktsuche beinhaltet ein wiederholtes Problematisieren und Streiten, das einem anderen Ziel als der Konfliktbewältigung dient, da eigentliche Lösungen nicht erkennbar werden.

Merkmal 5: Austausch von Emotionen. Hiermit ist das Ausmaß der auf den verschiedenen Ebenen (Sprache, Mimik, Gestik) zum Ausdruck kommenden Gefühlsäußerungen der Familienmitglieder untereinander gemeint, die das Klima der Familie als ganzes bestimmen, also nicht *wie,* sondern *ob* Gefühle gezeigt werden. Eine Zurückhalten von Emotionen liegt vor, wenn die Familienmitglieder eher rational miteinander umgehen und Gefühle weder verbal noch nonverbal oder kontrolliert zum Ausdruck bringen.

Sind Emotionen dagegen die vorherrschende, verbale oder nonverbale Kommunikationsart, über die alles empfangen und verarbeitet wird, was von innen oder von außen an die Familie herangetragen wird, so sprechen wir von einer Betonung der Emotionalität.

Merkmal 6: Gegenseitige Bewertung. Dieses ursprünglich für Dyaden entwickelte Merkmal (Watzlawick et al. 1974) wandten wir hier modifiziert auf den innerfamiliären Kommunikationsstil an, d. h. eine gegenseitige Bewertung ist stets von einer ebenfalls zu beobachtenden Mitreaktion der übrigen Familienmitglieder begleitet.

Abwertung kennzeichnet die wörtlich geäußerte oder anders signalisierte Nichtakzeptanz des/der anderen. Es ist ein Versuch, den/die anderen nicht in dem von ihm/ihnen gewünschten Maß als gleichwertige(n) Partner zu betrachten.

Aufwertung meint die Überhöhung des/der anderen zur Überlegenheit und zum alleinigen Maßstab für das eigene Handeln.

Merkmal 7: Gegenseitige Ergänzung. Die Einführung der Begriffe Symmetrie und Komplementarität in die menschliche Verhaltensforschung geht auf die Arbeiten von Bateson (1972) zurück. Sie wurden von Watzlawick et al. 1974, auf Dyaden angewandt und sollen sich in unserer Untersuchung auf das Interaktionsmuster der Familie beziehen.

Danach zeichnen sich symmetrische Interaktionsmuster durch Streben nach Gleichheit und Verminderung von Unterschieden zwischen den Teilnehmern aus, während komplementäre Interaktionsmuster auf sich gegenseitig ergänzenden Unterschiedlichkeiten beruhen. Wir gehen davon aus, daß beide Konstellationen zwar nicht simultan, aber sukzessiv im Verhaltensmuster einer Familie auftreten.

Tabelle 1. Die 8 Merkmale und ihre konzeptuelle Herkunft

Skalen-Nr.	Merkmal	Pole der Skalen		Konzeptuelle Herkunft
1	Innerfamiliäre Grenzen	Verstrickung	- Auflösung	Minuchin (1977)
2	Außerfamiliäre Grenzen	Übergroße Offenheit	- Geschlossenheit	Minuchin (wie oben)[a]
3	Verhaltensrepertoire	Rigidität	- Chaos	Minuchin (wie oben)[a]
4	Umgang mit Konflikten	Konfliktvermeidung	- Konfliktsuche	Minuchin (wie oben)[a]
5	Austausch von Emotionen	Zurückhaltung von Emotionen	- Betonung von Emotionen	Minuchin (wie oben)[a]
6	Gegenseitige Bewertung	Abwertung	- Aufwertung	Watzlawick (1974)[a]
7	Gegenseitige Ergänzung	Starre Symmetrie	- Starre Komplementarität	Watzlawick (1974)[a]
8	Klarheit der Mitteilungen	Unklarheit	- Überdeutlichkeit	Riskin u. Faunce (1980)[a]

[a] Modifiziert von v. Villiez u. Reichelt.

Von Starrheit sprechen wir dann, wenn eine bestimmte Konstellation trotz wechselnder Anforderungen vorherrscht.

Merkmal 8: Klarheit der Mitteilungen. Das von Riskin u. Faunce (1980) in abgewandelter Form übernommene Merkmal bezeichnet die Verständlichkeit und Eindeutigkeit der Interaktion der Familienmitglieder untereinander.

Eine Interaktion ist dann verständlich und eindeutig, wenn ihr nur eine – auch für den Beobachter erkennbare – inhaltliche Bedeutung zukommt. Unklarheit der Mitteilung bezieht sich auf inkongruentes Kommunizieren, d.h. Mehrdeutigkeiten, die durch das Nebeneinander widersprüchlicher linguistischer und paralinguistischer Signale entstehen. Die Mitteilungen sind „undurchsichtig".

Überdeutlichkeit bezeichnet ein Interaktionsmuster, in dem die Familienmitglieder äußerst eindeutig kommunizieren und aufkommende Nebenbedeutungen nicht zulassen. Die Mitteilungen sind „glasklar".

4.3.3 Skalenkonstruktion

Die 8 Merkmale wurden operationalisiert, um herauszufinden, in welchem Ausmaß eine Familie die Interaktionsmuster zeigt, die den entsprechenden Merkmalen zugeordnet wurden.

Bei der Skalierung der Merkmale wurden die Empfehlungen von Langer u. Schulz von Thun (1974) für die Konstruktion einer „elaborierten Skala" berücksichtigt.

Die Skalen wurden bipolar angelegt mit einer neutralen Nullwertmitte. Nach beiden Seiten steigen die Merkmalsausprägungen zum jeweiligen Pol an. In Anlehnung an Minuchin (1977) ist zu betonen, daß die Einschätzung einer Familie an einem der beiden Skalenpole nicht qualitative Unterschiede zwischen „normalen" und „pathologischen" Mustern, sondern lediglich die Beschreibung des überwiegenden Interaktionsmusters der Familie zum Ziel hat. Allerdings können Extrempunkteinschätzungen auf den Skalen auf potentielle pathologische Bereiche in den Familien hinweisen.

Nach Guilford (1954) gelten 5–9 Skalenstufen als optimal, eine darüber hinausgehende Anzahl übersteige die Differenzierungsfähigkeit der Rater. Wir entschieden uns daher für 5 Skalenstufen. In Anlehnung an die Ergebnisse von Spitzner (1979) und von Wietersheim (1979), daß verankerte Ratingskalen unverankerten Skalen nicht überlegen sind, formulierten wir lediglich für die extremen Skalenstufen -2 und $+2$ anschauliche Ankerbeispiele und Handhabungsanweisungen für die Rater (s. Manual).

4.3.4 Ratingverfahren

Das konzeptorientierte Rating erfolgte durch „Experten-Rater", d.h. 3 erfahrene Familientherapeuten und ein gemeinsames Rating der beiden Untersuchungsleiter. Für jede Familie lagen somit 4 Rating-Ergebnisse vor. Da es sich um erfahrene Familientherapeuten und daher in der Wahrnehmung von Interaktion vorgeschulte

Rater handelte, konnte das von Langer u. Schulz von Thun (1974) empfohlene Ratertraining in verkürzter Form angewandt werden.

Die 8 Merkmale und die Skalenkonstruktionen wurden den Ratern ausführlich erklärt und anhand von Videobandsequenzen von Familien, die nicht zu der Untersuchung gehörten, veranschaulicht. Diese Videosequenzen ermöglichen eine exemplarische Einschätzung der Familieninteraktionen und die Handhabung der Skalen konnte eintrainiert werden. Verbesserungsvorschläge für die Skalen, die die Rater nach dem Trainingsdurchgang machten, wurden für den endgültigen Ratingvorgang der 20 Familien berücksichtigt. Die 15minütigen Videoaufnahmen der 20 Familien wurden von dem jeweiligen Rater an 2 aufeinanderfolgenden Tagen ausgewertet. Um bei den Ratern eine ganzheitliche Wahrnehmung der Familie zu fördern, wurden sie gebeten, nach dem Anschauen der Videosequenz erst eine Metapher[1] für die Familie zu finden und erst anschließend die Interaktion auf den Skalen einzuschätzen. Während der Zeit des Anschauens der Videobänder, der Metaphersuche und der Einschätzung bestand unter den Ratern keine Verbindung.

4.4 Erste Untersuchung

4.4.1 Ort der Untersuchung

Wir trafen die Familien, deren alkoholisches Mitglied sich zur Zeit der Untersuchung in einer Entziehungskur befand, in der jeweiligen Klinik. Den anreisenden Familienmitglieder wurden die Fahrtkosten ersetzt. Mit den Familien aus den Selbsthilfegruppen fand die Untersuchung in den Räumen der Universitätsklinik Hamburg-Eppendorf statt. Diese Familien erhielten ein Interviewhonorar von DM 50,-.

4.4.2 Anordnung und zeitlicher Ablauf

Der ca. 2,5stündige Kontakt mit einer Familie bestand aus 3 Teilen, die in Tabelle 2 aufgeführt werden.
Teil 1 und Teil 2 werden unter 4.1, 4.2 und 4.3 beschrieben. Teil 3 wurde von Reichelt[2] (1985) konzipiert und selbständig durchgeführt.
Die Durchführung der Familienaufgaben fand also zu einem Zeitpunkt statt, an dem die Familien bereits mit den Untersuchern und den Untersuchungsräumen vertraut waren.

---

[1] Zur Metaphertechnik als einem rechtshemisphärischen Vorgang vgl. auch Watzlawick (1977).
[2] Reichelt (1986), Untersuchung der Interaktionsstrukturen und -prozesse von Alkoholismusfamilien und Ansätze zur Behandlung. Psychologische Dissertation, Hamburg.

Tabelle 2. Erste Untersuchungsanordnung

Ablauf	Methode	Zeit (min)	Durchführender Versuchsleiter	Aufzeichnung Video
Teil 1	Halbstrukturiertes Interview	ca. 70	v. Villiez	Reichelt
	Pause (ca. 8 min) – Umbau			
Teil 2	Familienaufgaben	15	Reichelt	v. Villiez
Teil 3	Familienbrett	ca. 60	Reichelt	v. Villiez

Tabelle 3. Zweite Untersuchungsanordnung

Ablauf	Methode	Zeit (min)	Durchführender Versuchsleiter	Aufzeichnung Video
Teil 1	Halbstrukturiertes Interview	ca. 60	v. Villiez	Reichelt
	Pause (ca. 3 min) – Umbau			
Teil 3	Familienbrett	ca. 60	Reichelt	v. Villiez

4.4.3 Instrumentelle Hilfsmittel

Das halbstrukturierte Interview und die Familienaufgaben wurden mit Einverständnis der Familien auf Video aufgenommen. Die Beweglichkeit und das Zoomobjektiv der Kamera erlaubten der Kameraführung subjektiv gewählte Blickwinkel und Ausschnitte vom Beobachtungsfeld Familie. Wir hatten uns entschieden, den Schwerpunkt auf Ganzaufnahmen der Familie zu setzen, um im Hinblick auf die Auswertung sowohl Details als auch das Gesamtbild gespeichert zu haben. Wenn dennoch ein Ausschnitt signifikant für die Familieninteraktion erschien (z. B. spiegelbildliche Gesten von Mutter und Tochter oder korrespondierende Beinhaltungen bei Vater und Sohn), so wurde dies festgehalten.

Die Anwendung des Familienbretts wird von Ludewig et al. (1983) beschrieben.

4.5 Zweite Untersuchung

4.5.1 Ort der Untersuchung

Für die 2. Untersuchung wurde mit den Familien ein Hausbesuch vereinbart. Im Falle der Klinikpatienten sollte zwischen Klinikentlassung und Hausbesuch ein Intervall von mindestens 6 Monaten liegen. Damit wollten wir weniger einen Fixpunkt bezüglich des diskutierten (Feuerlein 1984) Katamnesezeitraums bei Therapieerfolgsstudien setzen als vielmehr dem Zeitfaktor für familiäre Entwicklungsprozesse (Ricci u. Selvini Palazzoli 1984) Rechnung tragen. Jede Familie erhielt ein Interviewhonorar von DM 50,-.

4.5.2 Anordnung und zeitlicher Ablauf

Der ca. 2stündige Kontakt mit der Familie bestand aus 2 Teilen, die in Tabelle 3 aufgeführt werden. Im 1. Teil wurde ein halbstrukturiertes Interview durchgeführt (s. 4.1.2), der 2. Teil wird bei Reichelt[1] (1985) beschrieben.

4.5.3 Instrumentelle Hilfsmittel

Zum einen hatten wir aus Rücksicht auf die Intimsphäre der Familie von vorneherein keine Videoaufzeichnungen geplant, zum anderen konnte für die zu erhebenden Informationen auch deshalb auf eine Aufzeichnung verzichtet werden, weil es keine schwer beschreibbare Familieninteraktionen, sondern familiäre Entwicklungsdaten festzuhalten galt. Dazu reichte u. E. eine Tonbandaufzeichnung.

---

[1] Reichelt S (1986) Untersuchung der Interaktionsstrukturen und -prozesse von Alkoholismusfamilien und Ansätze zur Behandlung. Psychologische Dissertation, Universität Hamburg.

5 Ergebnisse

5.1 Stichprobe

5.1.1 Beschreibung der Stichprobe

Unsere Stichprobe bestand aus 20 Familien (s. Tabelle 4), die den aufgestellten Auswahlkriterien entsprachen. In 18 Familien war der Vater, in einer Familie die Mutter und in einer Familie der Sohn der Indexpatient.

Alle Indexpatienten zeigten bei den Untersuchungen in ihrem Verhalten keine erkennbaren Intoxikations- oder Entzugserscheinungen.

Vier Familien hatten ein Kind, 14 Familien hatten 2 Kinder, eine Familie hatte 3 und eine 4 Kinder, wobei mit „Kinder" die Familienmitglieder der jüngsten Generation bezeichnet werden, unabhängig von ihrem Alter, das zwischen 8 und 27 Jahren lag. Die Stichprobe umfaßte also 20 Elternpaare im Alter von 34–55 Jahren und deren 39 Kinder.

In 14 Familien befand sich der Indexpatient z. Z. der 1. Untersuchung in einer Fachklinik für Suchtkranke. Bei allen 14 Indexpatienten war dies die erste stationäre Therapie wegen Alkoholismus, die je nach Therapieprogramm zwischen 2 und 8 Monaten dauerte. Bei 5 Familien war der Indexpatient Mitglied einer regelmäßig wöchentlich zusammentreffenden Selbsthilfegruppe. Die Dauer der Mitgliedschaft zum Zeitpunkt der Untersuchung lag zwischen 1,5 und 8 Jahren (s. Tabelle 4), in allen Fällen kombiniert mit der Teilnahme des Ehepartners an einer entsprechenden Angehörigengruppe. Von den Kindern nahm keines an Selbsthilfegruppentreffen teil. Bei einer Familie hatten sich weder ein Familienmitglied noch der Indexpatient nach einem 3 Monate zurückliegenden Klinikaufenthalt einer angebotenen Nachbetreuung oder Selbsthilfegruppe angeschlossen.

Während des jeweils von uns überblickten Beobachtungszeitraums (s. Tabelle 4) befand sich außer in Familie 7, 9 und 19 kein weiteres Familienmitglied in ambulanter oder stationärer psychiatrischer Behandlung. Die Ehefrauen des Indexpatienten waren in Familie 7 und 9 wegen depressiver Stimmungen und in Familie 19 wegen Erschöpfungszuständen in ambulanter oder stationärer Behandlung. Hinsichtlich des Problems Alkoholismus standen die Familien in unterschiedlichen Stadien:

- 14 Familien hatten erstmals außerfamiliäre Hilfe in Form einer Fachklinik in Anspruch genommen.
- 5 Familien befanden sich über den Indexpatienten und den Ehepartner kurz- oder mittelfristig in fester Mitgliedschaft einer Selbsthilfegruppe.
- 1 Familie stand mit keiner Therapie oder Selbsthilfegruppe in Verbindung.

Tabelle 4. Fallübersicht

Familie Nr.	Indexpatient Alter, Geschlecht, Beruf	Familien- größe	Alter der Kinder	Therapieform[a]/ Alkoholkonsum[b] 1. Untersuchung	2. Untersuchung	Beobach- tungs- zeitraum (Monate)
1	39, m., Maler	4	15; 17	K / t	S / t	15
2	48, m., techn. Angestellter	4	18; 20	K / t	– / t (?)	14
3	46, m., Arbeiter	4	19; 20	K / t	– / t	13
4	41, m., Facharbeiter	4	8; 13	K / t	S / n	13
5	42, m., Bank- angestellter	3	15	K / t	– / t	10
6	48, m., Facharbeiter	4	17; 19	K / t	– / t	10
7	46, m., Lokführer	4	15; 19	K / t	S / t	10
8	45, m., Verkaufs- fahrer	4	16; 18	K / t	S / t	11
9	55, m., Immobilien- händler	3	24	K / t	– / t	11
10	40, m., Drogist	3	12	K / t	S / t	10
11	25, m., Soldat	4	24; 25	K / t	– / k	12
12	49, m., Arbeiter	5	14; 21; 23	K / t	– / t	9
13	42, m., Facharbeiter	3	14	K / t	S / t	10
14	50, m., Hausmeister	6	19; 23; 26; 27	K / t	S / t	10
15	34, w., Hausfrau	4	9; 12	S / t 3 J.	S / t	10
16	45, m., Facharbeiter	4	12; 16	S / t 3 Mon.	– / k	7
17	43, m., Unternehmer	4	20; 22	S / t 8 J.	S / t	6
18	44, m., Facharbeiter	4	15; 19	S / t 1,5 J.	– / k	7
19	48, m., Unternehmer	4	11; 16	S / t 6 J.	S / t	6
20	47, m., Program- mierer	4	10; 16	S / t 8 J.	S / t	6

[a] Therapieformen: Klinik *(K)*, Selbsthilfegruppe *(S)*.
[b] Alkoholkonsum: trocken *(t)*, naß *(n)*, kontrolliert trinkend *(k)*
(Weitere Erläuterungen s. Text).

Das im Hinblick auf die Verbalisierungsfähigkeit aufgestellte Auswahlkriterium, daß mindestens ein Kind 12 Jahre oder älter sein müsse, hatte zur Folge, daß die Stichprobenfamilien hinsichtlich ihrer Lebenszyklus-Phase (Carter u. McGoldrick 1980) 2 Gruppen angehörten:

- Mit Ausnahme von 2 Familien befanden sich alle in dem Übergangsstadium, in dem das erste Kind (s. Tabelle 5) üblicherweise erwachsen wird und sich ablöst.
- Die Familien 4 und 15 befanden sich dagegen noch in der Phase mit Kindern in der Vorpubertät bzw. Pubertät.

Tabelle 5. Die Kinder der Alkoholismusfamilien

Familie Nr.	Alter und Ausbildung				
	Jungen			Mädchen	
1	17 L			15 HS	
2				18 B	20 B
3	20 GY			19 B	
4	13 GY			8 HS	
5				15 GY	
6	17 L	19 L			
7	15 HS			19 L	
8	16 L	18 L			
9	24 S				
10				12 GY	
11	24 B	(25 B)			
12	14 HS	(21 B)	(23 S)		
13	14 GY				
14	19 B	23 B	27 Ba	26 B	
15	9 HS	12 GS			
16	12 RS	16 L			
17	20 B	22 B			
18	19 La			15 GS	
19	11 GY	16 GY			
20	10 GS	16 GS			
20 Familien	29 Jungen im Alter von 9-27 Jahren			10 Mädchen im Alter von 8-26 Jahren	

HS Hauptschule, *GS* Gesamtschule, *RS* Realschule, *GY* Gymnasium, *L* Lehre, *S* Studium, *B* Beruf, *a* arbeitslos; bei Angaben in Klammern: nicht im Haushalt lebend.

5.1.2 Kooperationsbereitschaft der Familien

Sowohl die in den Kurkliniken als auch die über Selbsthilfegruppen angefragten Familien waren schon bei der 1. Anfrage zu der Untersuchung bereit, d. h. sie stellen keine Auslese aus einer Gruppe von in Frage kommenden, aber unterschiedlich motivierten Familien dar.

Nach der 1. und 2. Untersuchung sagten alle 20 Familien ihre Mitarbeit für weitere Untersuchungen zu. Generelle Bedenken gegen die Untersuchung oder Einwände gegen einen Hausbesuch äußerten die Familien, insbesondere die Jugendlichen, weder spontan noch auf unser Nachfragen hin. Nach dem Sinn der Forschung fragten einige Familien, in 2 Familien wünschten Mitglieder aus der Kindergeneration über die Publikationsergebnisse informiert zu werden. Alle Klinik- und Hausbesuchstermine wurden von den Familien eingehalten. Bei den Hausbesuchen trafen wir in einem Fall (Familie 11) ein Familienmitglied wegen einer plötzlich gefundenen Verdienstmöglichkeit und in einem anderen Fall (Familie 2) den Ehepartner wegen einer Scheidung nicht an. Wir erhielten allerdings auf schriftliche Anfrage hin von diesem Ehepartner die gewünschten Informationen.

Insgesamt muß man die Kooperation aller 20 an der Untersuchung teilnehmenden Familien als sehr hoch bezeichnen.

5.2 Die Familien

Im folgenden werden die 20 Familien vorgestellt. Um Wiederholungen zu vermeiden, werden die aus dem jeweiligen Genogramm, der Fallübersicht (Tabelle 4) und der Übersicht über die Kinder (Tabelle 5) ersichtlichen Daten nur dann noch einmal im Text dargestellt, wenn es uns für das Verständnis unbedingt notwendig erscheint. Die Beschreibung der Familie hinsichtlich Verwandtschaftsbeziehungen erfolgt immer von der mittleren, d.h. der derzeitigen Elterngeneration aus.

Familie 1

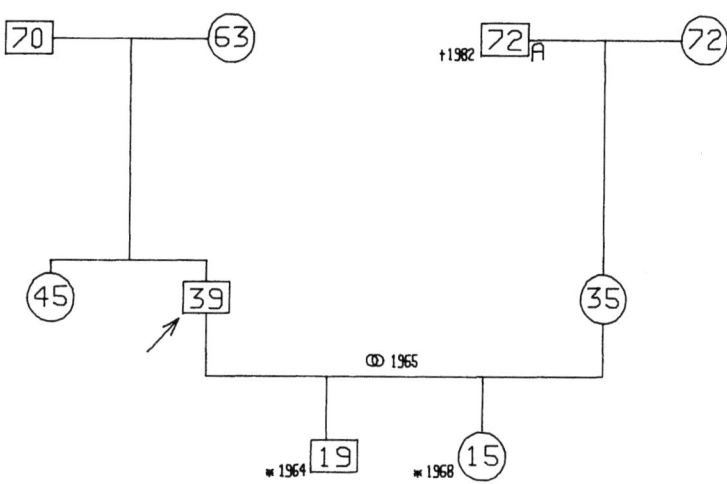

Abb. 2. Genogramm zu Familie 1 (Erklärung s. Abb. 1)

Der Indexpatient (Vater) befindet sich auf Initiative seiner Frau und seiner Mutter hin („Ich wäre nicht hier, wenn meine Frau es nicht eingeleitet hätte") zu einer 2monatigen Entziehungskur in einer Fachklinik. Die Ehefrau erlebte in ihrer Herkunftsfamilie die desintegrierende Wirkung des Alkohols: „Mein Vater war Alkoholiker, ich habe mir eine Familie gewünscht, in der es mehr Gemeinsames gibt". Eine gegensätzliche Rolle spielte der Alkohol in der als lebenslustig und feierfreudig beschriebenen Herkunftsfamilie des Indexpatienten. Hier hatte der Alkohol eine wichtige familienintegrative Rolle, ohne daß damit Probleme verbunden gewesen wären. Entsprechend hätten die Mutter, zu der eine sehr starke Bindung bestand, und die Schwester des Indexpatienten noch lange damit fortgefahren, das bei ihm zum Problem gewordene Trinkverhalten durch Trinkeinladungen zu ignorieren und zu verstärken.

Vom Genußmittel zum Problem (Arbeitsplatzauseinandersetzungen und -verluste, familiäre Spannungen) war der Alkoholkonsum bei dem Vater geworden, als sich beide Kinder in der Pubertät befanden. Dies führte dazu, daß der bis dahin innig mit der Mutter verbundene Sohn aus Ablehnung der Familienatmosphäre mehr nach außen strebte, während die Tochter näher an die Mutter rückte, dem Vater gegenüber Mitleid empfand und von dieser Position aus ihre Entwicklungsschritte hinsichtlich Schule, Gleichaltrigen und Berufsfindung machte. Als in diesem Zeitraum der alkoholkranke Vater der Ehefrau starb, sah sie den Zeitpunkt gekommen, in ihrer Familie das Alkoholproblem zu bekämpfen. Zu Lebzeiten ihres Vaters fühlte sie sich innerlich daran gehindert, da dies doch eine Ablehnung ihres Vaters bedeutet hätte.

Standardfrage 1: Alle Familienmitglieder wünschen sich mehr gemeinsame Unternehmungen.

Standardfrage 2: Der Vater meint, es würde alles beim Alten bleiben. Er würde sich allerdings Sorgen wegen des Sohnes machen, da er drogengefährdet sei. Tochter und Mutter meinen, es würde ruhiger werden. Der Sohn äußert, er werde auch so seinen Weg (Lehre oder Wehrdienst) gehen.

Bei der 2. Untersuchung 15 Monate später lebt die Familie noch in einem Haushalt zusammen. Die Mutter und die Schwester des Vaters kämen nicht mehr 3-4mal wöchentlich, sondern nur noch alle 14 Tage zu Besuch und nähmen das Alkoholproblem des Indexpatienten ernster. Die Mutter mütterlicherseits sei näher an die Familie herangerückt, da sie den nun abstinenten Schwiegersohn eher akzeptiere.

Beide Kinder betrachten die Ehe der Eltern nun als „normal", es herrsche weniger Streit, die Eltern unternähmen mehr gemeinsam als früher, die Kontakte zum Bekanntenkreis seien wieder aufgeblüht. Das Ehepaar nimmt einmal monatlich an Selbsthilfegruppentreffen teil. Der Indexpatient ist als „trocken" zu betrachten und lebt mit dem Vorsatz: „Für mich ist entscheidend, daß ich nicht trinke". Die Kinder gehen nach Ansicht der Eltern „ihren Weg", indem sie die Schule bzw. die Lehre abschlössen. Beide Kinder haben vor, nach der Ablösung von zuhause eine Wohnung im gleichen Stadtteil zu suchen. Die Familie trifft sich regelmäßig beim gemeinsamen Essen am Wochenende.

Zur Verknüpfung von Alkohol- und Familiengeschichte: Beide Ehepartner brachten aus ihren Herkunftsfamilien gegensätzliche Alkoholerfahrungen mit, denen sie sich bis in die Pubertät ihrer Kinder hinein stark verpflichtet fühlten. Als die Familie in das Stadium mit sich ablösenden Kindern trat, steigerte sich wie in einer Gegenbewegung beim Vater der von ihm ursprünglich als familienkohäsiv erlebte Alkoholkonsum zum Suchtmittel. Die Mutter wiederum fühlte ihre Hände im Kampf gegen den Alkoholismus in ihrer Familie moralisch durch die Tatsache gebunden, daß ihr eigener Vater Alkoholiker war. Diese innere Kopplung der Eltern an ihre Herkunftsfamilien und die damit zusammenhängenden Folgen gaben der jüngsten Generation offensichtlich Anlaß und Raum für ihre „Abkoppelung" von der Familie. Erst durch den Tod ihres alkoholkranken Vaters lockerte sich auf seiten der Ehefrau diese innere Bindung so weit, daß sie sich nun erlaubte, gegen den Alkohol in ihrer eigenen Familie offen und entschieden vorzugehen.

So wirkte die Alkoholismusphase wie ein Ablösungsaktivator für die jüngste Generation, während die nachfolgende Kur- und Abstinenzphase die Wirkung eines Ablösungsaktivators für die Eltern von ihren Herkunftsfamilien hatte. Unter diesem Aspekt konnten die beiden Extreme Alkoholismus und Abstinenz für die Familienentwicklung auf 3 Generationenebenen konstruktiv genutzt werden, freilich um einen Preis, den hauptsächlich der Indexpatient trug bzw. trägt: Einbußen im beruflichen Bereich, Anzeichen einer diskreten Fettleber und ständiges Bemühen um Abstinenz.

Rückblickend fielen also die Ablösungsschritte der Kinder zusammen mit einem verzögerten Ablösungsschritt ihrer Eltern mit dem Ergebnis, daß eine neue, symptomfreie Balance zwischen Integration und Individuation von allen Beteiligten gefunden wurde. Ob die Familie die nächsten Entwicklungsschritte (z. B. Auszug und Partnerwahl der Kinder, Altern der Eltern, Sterben der Großeltern) ohne den Alkohol als Aktivator bewältigt und ob die diesbezügliche Sorge des Vaters um den Sohn berechtigt ist, wird davon abhängen, welche neuen Kompromisse zwischen Individuations- und Integrationswünschen die Betreffenden finden werden.

Familie 2

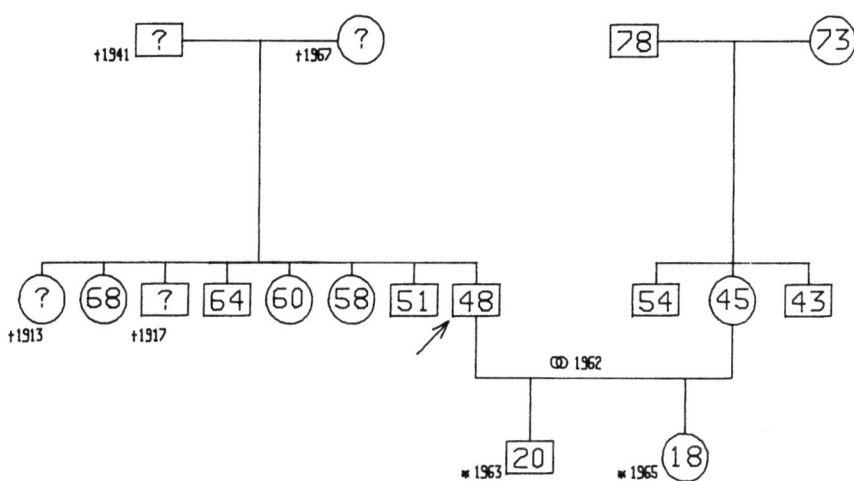

Abb. 3. Genogramm zu Familie 2 (Erklärung s. Abb. 1)

Das Ehepaar hatte wegen des Alkoholismus und der Spielleidenschaft (Roulette) des Mannes 2 Jahre getrennt gelebt. Mit dem Ziel, danach wieder zusammenzuleben, hatte der Mann sich zu einer Alkoholentziehungskur von 6 Monaten entschlossen. Diese Zeit empfand die Ehefrau als „die schönste unserer Ehe", da der Mann ganz verändert gewesen sei.

Die Ehefrau steht in einem regen Kontakt mit ihren Eltern, die ihr in ihrer Situation sehr beigestanden hätten. Sie hatte in den letzten Jahren durch volle Berufstätigkeit für das Einkommen gesorgt.

Der Ehemann war jüngstes Kind einer kinderreichen Familie südeuropäischer Herkunft, in der der Vater täglich einen Liter Rotwein getrunken habe. Damit seien aber keine Probleme verbunden gewesen. Als er im Alter von 6 Jahren den Vater verlor, versorgte ihn von da an die 20 Jahre ältere Schwester.

Alkohol und Spielleidenschaft waren für den Vater zu dem Zeitpunkt ein Problem geworden, als die beiden Töchter in die Pubertät kamen. Verlust seines Arbeitsplatzes und die Trennung von seiner Frau waren die Folge. Die Kur war mit großen Hoffnungen des Ehepaars und großer Skepsis der Kinder („Wir wußten von vorn herein, daß er wieder trinken würde") verbunden. Beide Töchter wohnten weiterhin mit der Mutter zusammen und machten beruflich und persönlich Schritte in die Selbständigkeit. Während die jüngere Tochter einen festen Freund hatte, gestalteten sich die Beziehungen der älteren Tochter zu Freunden dadurch problematisch, daß sie allergisch auf deren Alkoholgenuß („Ich vergleiche meinen Freund ständig mit meinem Vater und bin sehr eifersüchtig") reagierte. Dies gab dem Vater auch Anlaß zu der Vermutung, daß die ältere Tochter aus lauter Übervorsichtigkeit an einen Alkoholiker geraten könne.

Standardfrage 1: Die Mutter meint, ohne Alkohol sei „Herrlichkeit" in der Familie, alles sei dann schöner. Beide Töchter meinen, daß das Leben dann „ruhiger, normaler und entspannter" abliefe. Der Vater nimmt an, daß dann alle mehr gemeinsam unternähmen.

Standardfrage 2: Nach Meinung der Töchter würde „alles so bleiben": die Mutter würde weiterhin arbeiten und wohl auch einen neuen Partner finden. Während die Mutter sich dazu nicht äußert, glaubt der Vater, sein Weggang würde weniger für seine Töchter als für seine Frau schmerzlich sein.

Bei der 2. Untersuchung 14 Monate später wird deutlich, daß die mit der Kur verbundenen Hoffnungen sich nicht erfüllten. Zwar kehrte der Vater in die Familie zurück, glitt aber dann nach einem halben Jahr wieder stark in den Alkoholismus ab. Er sieht es so, daß seine Frau und seine Kinder ihm „jede Hilfe verweigert und alles Erdenkliche unterstellt" hätten. Besonders heftige Auseinandersetzungen waren zwischen der ältesten Tochter und dem Vater entstanden. Der Vater zog wieder aus und fand Aufnahme bei seiner besagten Schwester, wo „ich alles gefunden habe, was zu meiner Gesundheit beiträgt". Er selbst bezeichnet sich als „trocken". Die Töchter lehnen jeden Kontakt mit dem Vater entschieden ab, die Eheleute verkehren über ihre Scheidungsanwälte, nachdem die Ehefrau die Scheidung eingereicht hatte. Während die jüngere Tochter überwiegend bei ihrem festen Freund lebt, war die ältere mit ihrem Verlobten in eine heftige Auseinandersetzung verstrickt, nach der sie sich – nach Angaben der Mutter – betrunken habe.

Zur Verknüpfung von Alkohol- und Familiengeschichte: Als die Familie in die Entwicklungsphase mit pubertierenden Kindern kam, geriet der Vater durch Alkoholismus und Spielen zunehmend aus dem Kreis seiner Familie und schließlich wieder zurück in seine Herkunftsfamilie. Die üblicherweise zu diesem Zeitpunkt stattfindende Identifizierung mit der Rolle als Frau fand für die Töchter in dem stark polarisierten Umfeld vom „schlimmen Mann" und der „unglücklichen Frau" statt. So engagierten sich beide Töchter, besonders die ältere, in dieser Entwicklungsphase emotional stark innerhalb der Familie anstatt – wie üblich – außerhalb. Durch die starke Solidarisierung mit der Mutter, die negative Prophezeiung über den Kurerfolg und die heftig gezeigte Ablehnung dem Vater gegenüber verstrickten sich die Töchter in die Eherechnung und nahmen dafür eine verzögerte Ablösung von der Familie und Schwierigkeiten beim Aufbau einer außerfamiliären Partnerschaft in Kauf. Zudem läuft die ältere Tochter Gefahr, das Thema Alkohol nicht nur wie einen Zeitzünder auch in außerfamiliäre Bindungen einzubauen, sondern in Form des Problemtrinkens die Alkoholismusgeschichte in ihrer Generation fortzuführen.

Prognostisch bedeutsam dürfte werden, inwieweit beide Töchter ihr Engagement aus dem Polarisationsfeld der Eltern abziehen und für den Aufbau einer unabhängigeren Position einsetzen können. Solange sie der Familiengeschichte in Sorge um die zurückgezogen lebende Mutter und in heftiger Ablehnung gegenüber dem Vater verbunden bleiben, nehmen sie aktiv und unter Zahlung entsprechender Preise an der Spielregel teil, die die Familiengeschichte mit dem Alkoholismus verknüpft.

Familie 3

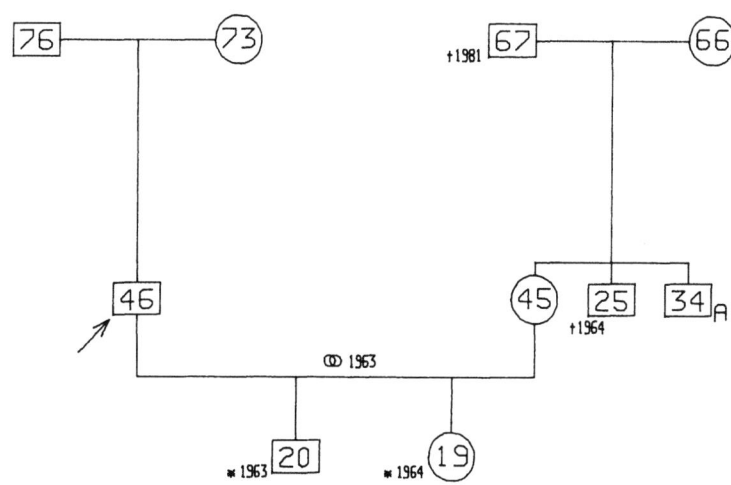

Abb. 4. Genogramm zu Familie 3 (Erklärung s. Abb. 1)

Der Ehemann befindet sich auf eigenen Entschluß und Drängen seiner Frau in einer 6monatigen Kur. In der Herkunftsfamilie der Ehefrau habe der Vater „gern getrunken", der jüngere Bruder sei alkoholgefährdet.

Die Eltern des Vaters bewohnen im gleichen Haus, in dem die Familie wohnt, eine Etage. Dadurch besteht zu diesem Teil der erweiterten Familie häufig Kontakt, während der Kontakt zur mütterlichen Herkunftsfamilie spärlicher ist. Beide Kinder haben nach dem kurze Zeit zurückliegenden Schulabschluß vor, zum weiteren Studium bzw. zum Wehrdienst das Elternhaus zu verlassen. Während der Sohn eine feste Freundin hat, hat die Tochter noch keinen Freund.

Alkohol begann für den Vater im Rahmen einer Außendiensttätigkeit eine Rolle zu spielen, weil er dadurch eine Sprachstörung (Stottern) kompensieren wollte. Zum Problem (Arbeitsplatzverlust, familiäre Spannungen) wurde der Alkohol erst später, als sich die Familie im Stadium mit adoleszenten Kindern befand. Hatten sie sich bis dahin als Familie mit gutem Zusammenhalt gesehen, so gruppierten sie sich nun um. Die Tochter zog sich aus ihrer engen Beziehung zum Vater zurück und stellte sich mehr an die Seite der Mutter. Der Sohn lieferte sich mit dem angetrunkenen Vater heftige Wortgefechte und zeigte sich der Mutter gegenüber verständnisvoll und hilfsbereit. Der Vater erinnert sich, daß „die drei eine verschworene Gemeinschaft gegen mich waren". Beide Kinder, besonders die Tochter („Ich kann mir vorstellen, daß wir sonst schon eher gesagt hätten: Na ja, jetzt können wir ja weggehen. Aber jetzt weiß ich auch mehr über die anderen".) fühlten sich dadurch zu Hause stärker gebraucht.

Standardfrage 1: Alle hätten dann viel von ihren Alltagserlebnissen zu erzählen, besonders die aufregenden Geschichten der Tochter, die in einer Diskothek arbeitet.

Standardfrage 2: „Das wäre dann nichts mehr", meint die Mutter. Der Sohn fügt hinzu: „Das würden wir nicht hinnehmen. Wir würden versuchen ihn umzustimmen". Die Tochter nimmt an, daß die Mutter dann mehr arbeiten werde. Beide Kinder vermuten zögernd, daß die Mutter eventuell eine neue Ehe einginge.

Bei dem Hausbesuch 13 Monate später sind beide Kinder einen Ablösungsschritt weiter. Der Sohn absolviert seinen Wehrdienst, ist besuchsweise zu Hause und hat weiterhin eine feste Freundin. Die Tochter hat ihre Tätigkeit in der Diskothek aufgegeben, wohnt zu Hause und bemüht sich um einen Sprachausbildungsplatz in einer anderen Stadt. Beide Kinder bemerken, daß die Eltern sich wieder mehr mögen und miteinander reden. Vater und Sohn gingen mehr aufeinander zu, zwischen Mutter und Tochter bestünde kein „Geheimbund" mehr. Früher habe sich alles um den Vater gedreht, jetzt verteile es sich auf alle. Wenn möglich, trifft sich die Familie beim Abendessen. Rückblickend meint die Tochter: „Ich glaube, wenn wir eine ganz normale Familie gewesen wären, dann wäre das doch ganz anders gewesen. Dann wäre man durch dieses Problem (Alkohol) nicht so zusammengeführt worden." Der Indexpatient lebt strikt abstinent, an einer Selbsthilfegruppe oder sonstigen Therapie nehmen weder er noch ein anderes Familienmitglied teil.

Zur Verknüpfung von Familien- und Alkoholismusgeschichte: Die Alkoholismusphase des Vaters fiel in die Adoleszenzzeit der Kinder und verlängerte dadurch die gemeinsame Zeit einer Familie, die offenbar primär durch einen so starken Zusammenhalt gekennzeichnet war, daß alle sich aufgerufen fühlten, den Alkoholismus wieder aus der Familie hinauszuschaffen. Erst nach Erledigung dieser gemeinsam erlebten Aufgabe setzten die Kinder ihre Ablösungsschritte fort. Besonders stark engagierte sich die Tochter, die sogar zeitweilig eine „Ersatzdroge" mit ähnlich kohäsiver Wirkung in Form der Diskothekerlebnisse anbieten konnte. Auch hatte sie es übernommen, als letztes Kind das Elternhaus zu verlassen und damit eine Entwicklungsphase der Familiengeschichte abzuschließen. Vermutlich wird sie diesen Schritt sowohl innerlich als auch äußerlich erst dann tatsächlich vollziehen, wenn sie sich genügend überzeugt hat, daß die Eltern in der neuen Phase – wieder als Ehepaar – problemlos zurechtkommen. Ein zu langes Warten könnte ihr allerdings den Anschluß an Gleichaltrige erschweren.

Familie 4

Der Ehemann befindet sich auf eigenen Entschluß und auf Initiative der Ehefrau in einer 7monatigen Alkoholentziehungskur.

In der Herkunftsfamilie der Mutter starb deren Mutter infolge einer Rhesusfaktorunverträglichkeit bei der Geburt. Der Ehemann meint, seine Frau habe der nach-

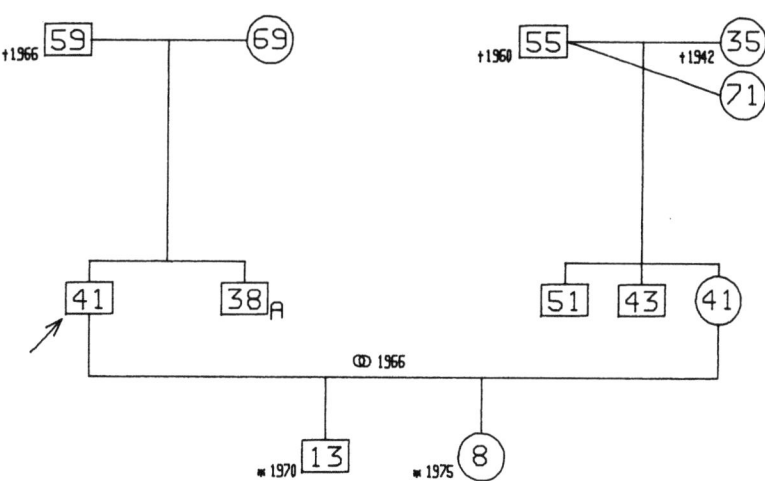

Abb. 5. Genogramm zu Familie 4 (Erklärung s. Abb. 1)

folgenden Stiefmutter viel zu verdanken, da sie das Kind, zumal sich später eine angeborene Hör- und Sprechbehinderung herausstellte, aufopferungsvoll versorgte. Auch jetzt bedarf die Ehefrau gelegentlicher Verständigungshilfen durch den Ehemann, um gestellte Fragen immer voll aufnehmen zu können.

Der Ehemann sei von Kindesbeinen an an Arbeit gewöhnt gewesen, ab dem 14. Lebensjahr habe er „hart herangemußt". In seiner Herkunftsfamilie wirkt der Vater insofern verbindend, als er sowohl mit seiner Mutter als auch mit dem Bruder, deren Beziehung zueinander „gleich Null" sei, Verbindung hält. Das Thema Alkohol unterstützt diese Funktion des Indexpatienten: Seine Mutter sorgt sich deswegen um ihn, „sitzt mir besonders in den trockenen Phasen mit ständigen Telefonaten im Nacken". Auch jetzt nehme ihn die Mutter „ziemlich stark in Anspruch, so daß ich fast kein Familienleben habe dadurch". Weiterhin möchte er seinem schon früher alkoholsüchtig gewordenen Bruder aus dem Alkoholproblem heraushelfen: Beide telefonierten während des Kuraufenthaltes häufiger als sonst miteinander.

Die Heirat erfolgte im Todesjahr seines Vaters und gegen den Wunsch seiner Mutter. Sie habe die Schwiegertochter und die nachfolgenden Enkel von Anfang an nicht gemocht. Dagegen bestünde zwischen den Enkelkindern, besonders dem Enkelsohn, und der Großmutter mütterlicherseits ein gutes, herzliches Verhältnis.

Der Alkohol wurde zunehmend zum Problem, als der Vater für seine Familie auf dem Grundstück seiner Schwiegermutter ein Eigenheim baute, das erste Kind 5 Jahre und das zweite Kind gerade geboren war. Bis dahin hatte die Familie auf engem Raum im Haus der Schwiegermutter mitgewohnt. Diese folgte in das neue Haus (Einliegerwohnung), wodurch das alte Haus zum Verkauf frei wurde. Der Umzug ins eigene Haus habe zwar „eine 80%ige Abgrenzung gegenüber der Schwiegermutter gebracht", aber immer noch bestünden unterschiedliche Meinungen der Eheleute über die Grenze zwischen ihrer eigenen Familie und der Mutter mütterlicherseits. Die Ehefrau berichtet: „Wenn er getrunken hatte, kam sie besorgt herunter". Der Ehemann berichtet: „Weil sie einfach immer kam, wann sie wollte, trank ich immer mehr".

Standardfrage 1: Alle haben den Wunsch nach mehr gemeinsam gestalteter Freizeit. Die Ehefrau befürchtet allerdings, daß der Ehemann von der Alkoholsucht in die „Arbeitssucht" überwechseln könnte.

Standardfrage 2: „Oma würde dann nach unten kommen", meint der Ehemann. Mutter und Bruder väterlicherseits könnten sich unter dem Eindruck des gescheiterten Indexpatienten ändern, nimmt die Ehefrau an.

Nach 13 Monaten sind in der Familiengeschichte folgende Entwicklungen festzustellen: Der Vater besucht öfter als früher seine alleinstehende und inzwischen erkrankte Mutter. Die Schwiegermutter zog sich dann mehr von selbst zurück, wenn er nüchtern war. Hinzu kam, daß die Selbständigkeit der Ehefrau in der Haushaltsführung zugenommen und sich gehalten hatte. Der Sohn wiederholte wegen Leistungsabfall eine Schulklasse. Er meint, der Vater ginge nun ruhiger mit ihm um und habe mehr Zeit für ihn. Wenn der Indexpatient sich selbst als rückfällig bezeichnet, stimmt die Ehefrau dem zu: Es sei wieder schlimmer geworden mit dem Alkohol. Zwar nicht im, aber außerhalb des Hauses habe der Indexpatient wieder begonnen zu trinken. Er verlor seinen Arbeitsplatz. Beide Ehepartner kamen daher überein, sich bis auf weiteres zu trennen, ohne daß einer von beiden das Ziel einer Scheidung hat. Der Ehemann zieht zu seiner ca. 200 km entfernt lebenden Mutter und bemerkt dazu: „Ich habe nie richtig eine Mutter gehabt. Ohne mich kommen sie hier besser aus, weil es dann mehr Ruhe und weniger Hektik gibt". Er besucht als einziges Familienmitglied regelmäßig eine Selbsthilfegruppe, was er auch am Wohnort der Mutter fortsetzen wolle. Die Ehefrau wolle ihrem Mann nachkommen, „wenn die Kinder groß sind und mich nicht mehr so brauchen". Kinder und Eltern zeigen bei diesen Überlegungen eher Erleichterung als Betroffenheit. Die finanzielle Grundlage der Familie wird durch den Verkauf des Hauses der Mutter der Ehefrau und eine angenommene Arbeit der Ehefrau gesichert.

Zur Verknüpfung von Familien- und Alkoholismusgeschichte: Im Unterschied zu Familien mit heranwachsenden Kindern liegt der Problemschwerpunkt nicht in der Kernfamilie, sondern zwischen dem Ehepaar und ihren jeweiligen Herkunftsfamilien.
 Beide Ehepartner sind durch innere Verpflichtungsgefühle und Bedürfnisse so stark an ihre jeweilige Mutter gebunden und haben für deren Lebenssinn eine so zentrale Bedeutung, daß sie ihre eigene Familie zur Zeit nicht so zusammenhalten können, wie sie möchten. In diese Situation paßt sich der Alkoholismus des Ehemannes insofern ein, als sich dadurch die Problematik sowohl verdeutlicht als auch ein möglicher Lösungsweg abzeichnet. Der Alkoholismus trat auf, als sich die Familie durch den Hausbau zwar mehr Wohnraum, aber keine klarere Grenzziehung gegenüber den Herkunftsfamilien geschaffen hatte. Die Alkoholismusphasen des Ehemannes korrelierten mit 2 Versionen des Problems: Trank er, dann rückte die Schwiegermutter besorgt näher zur Ehefrau. War er nüchtern, stellte seine Mutter mehr Forderungen an ihn und er hatte Auseinandersetzungen mit seiner Frau über Abgrenzungen gegenüber der Schwiegermutter. An dieser „Spielregel" beteiligte sich die Ehefrau durch das Zeigen von Unselbständigkeit im Haushalt. Ein Lösungsweg deutet sich durch die Kur und die darauf folgende Zeit an. In dieser Zeit wird die Ehefrau selbständiger und lehnt entschiedener die eingetretene Rückfällig-

keit ab. Nun bekam der Alkohol die Funktion eines Reorganisators der 3 verknüpften Familiensysteme, in dem die Ehepartner wieder stärker mit ihrer jeweiligen Mutter zusammenrücken, wodurch eine – zwar weiträumig verteilte – „Großfamilie" entsteht. Die Kernfamilie bleibt trotz der räumlichen Trennung in Verbindung, langfristig haben die Ehepartner das Ziel, wieder zusammenzuleben. Diese Konstellation stellt besonders den Sohn vor ähnlich harte Anforderungen wie den Vater in seiner Jugendzeit und wie sie zur Zeit zwischen der Elterngeneration und den jeweiligen Müttern eine Rolle spielen. Der Sohn wächst mit einem abwesenden Vater in die Pubertät, ein Vaterersatz ist nicht sichtbar. Ob es für den Sohn hilfreicher ist, einen abwesenden – und damit idealisierbaren – oder einen anwesenden, alkoholisierten – und damit ablehnbaren – Vater zu haben, wird die weitere Entwicklung zeigen. Er und seine Schwester sind darauf angewiesen, daß die Eltern aus dem vereinbarten „Rückfall" in ihre Herkunftsfamilien möglichst bald mit einer Lösung zurückkehren, damit die nächste Generation nicht die gleiche Thematik „erbt" und somit anfälliger für die mit hohen Preisen verbundene kohäsive Kraft des Alkoholismus wird.

Familie 5

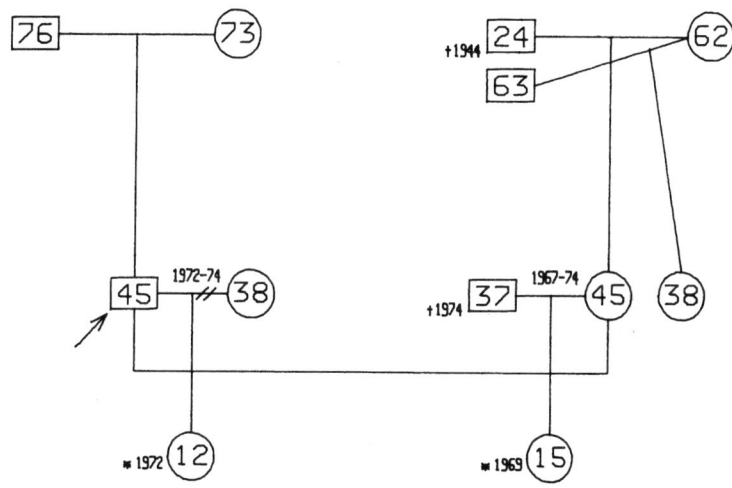

Abb. 6. Genogramm zu Familie 5 (Erklärung s. Abb. 1)

Der Ehemann befindet sich auf Initiative des Arbeitgebers und der Ehefrau in einer 6monatigen Entziehungskur, sei aber schon 3 Monate vor Kurantritt trocken gewesen.

Die 3köpfige Familie setzt sich aus 2 Teilfamilien zusammen, da für beide Ehepartner dies die 2. Ehe ist. Sie hatte in ihrer als gut erlebten Ehe den Ehemann durch einen tragischen Unfall verloren. Aus dieser Ehe stammt die ältere Tochter. Er ist geschieden, die Tochter aus dieser Ehe lebt bei der geschiedenen Mutter. Der Indexpatient lebte 5 Jahre alleine und sah seine kleine Tochter regelmäßig. Nach der Scheidung war der Indexpatient in Form eines „leisen Spiegeltrinkers" alkoholsüchtig geworden, so daß in seiner neuen Familie lange niemand etwas gemerkt habe. Allerdings mußte er berufliche Einbußen in Kauf nehmen. Anfänglich sei seine neue Familie für ihn Anlaß gewesen, mit dem Trinken aufzuhören, allerdings ohne Erfolg. Irrtümlich gibt der Ehemann das Geburtsjahr seiner Tochter aus erster Ehe als Eheschließungsjahr der jetzigen Ehe an, ohne daß dies von der Ehefrau bemerkt wird. Die Ehefrau meint, daß als Einzige die Tochter aus erster Ehe vom Alkoholismus des Vaters gewußt habe, da sie den Vater durch Gaststätten begleitet und in ihrer Verwandtschaft offen darüber gesprochen habe. Die Stieftochter habe insofern eine Veränderung bemerkt, als der Stiefvater vermehrt an ihr „herumgemeckert" habe. Sie solidarisierte sich stark mit der Mutter, besuchte mit guten Leistungen die Schule und unternahm mit Gleichaltrigen (Tanzschule, Disco) zunehmend mehr außerhalb der Familie. In den nassen Phasen fühlte sich der Vater isoliert und die Mutter fungierte als Vermittlerin zwischen Vater und Tochter. In den trockenen Phasen kamen sich dagegen die Ehepartner näher. Da die Tochter aus erster Ehe bei Besuchszeiten „dem Vater ständig auf dem Schoß saß", begegneten sich die beiden Stiefschwestern sehr eifersüchtig. „Meine Tochter aus erster Ehe, ich und die Flasche bilden eine feste Einheit, wobei anstelle meiner Tochter auch meine geschiedene Frau stehen könnte", meint der Vater rückblickend.

Als sich für die Ehefrau die Situation zu der Frage zuspitzte, ob sie sich für die Ehe mit dem Alkoholproblem oder für ihr Kind entscheiden solle und der Druck von seiten des Arbeitgebers zunahm, nahm der Indexpatient vom Alkohol Abstand und begab sich in eine Kurklinik.

Standardfrage 1: Alle möchten mehr gemeinsam unternehmen und die Freizeit (Urlaub, Einkaufen) zusammen verbringen.

Standardfrage 2: Nach einem Schweigen meint die Ehefrau: „Es wird weitergehen. Zuerst ist es eine Katastrophe, tut weh, aber die Zeit heilt Wunden". Beide Ehepartner nehmen an, daß ihre jeweiligen Kinder ihnen in einem solchen Falle helfen würden. Ehemann und Tochter vermuten, daß die Ehefrau sich nicht an einen neuen Lebenspartner binden würde.

Beim Hausbesuch 10 Monate später ergibt sich folgendes Bild: Der Indexpatient konnte sich beruflich voll rehabilitieren. Während die (Stief-)tochter zunehmend durch Unternehmungen mit Gleichaltrigen aus der Familie hinauswächst, wächst die leibliche Tochter des Vaters – bedingt durch Ehekonflikt der leiblichen Mutter – zunehmend in die neue Familie hinein und hat das von der Ehefrau angeregte generelle Angebot, in die Familie ihres leiblichen Vaters überzusiedeln.

Der Indexpatient lebt alkoholabstinent und besucht „sehr selten" eine Selbsthilfegruppe, während die Ehefrau regelmäßig an einer Gruppe für Ehefrauen teilnimmt. Das Ehepaar hat wieder mehr Nachbarschaftskontakte und hält in den Augen der Tochter besser als früher zusammen.

Zur Verknüpfung von Familien- und Alkoholismusgeschichte: Der Indexpatient „schmuggelte" den Alkoholismus wie ein sorgfältig gehütetes („heimlicher Spiegeltrinker") Erbe der ersten Ehe in die neue Ehe und Familie hinein. Während die Ehefrau nach dem Verlust des Ehemannes mit der pubertierenden Tochter eine starke Einheit bildete, war der Indexpatient im Gegengewicht dazu mit dem Alkohol stark verbunden, gelegentlich unterstützt durch den Besuch seiner leiblichen

Tochter. So waren beide Ehepartner durch ihre vorherige Ehe und bezüglich ihrer aktuellen Situation für eine Übergangszeit nur bedingt voll füreinander da. Diese Übergangszeit wurde durch den Alkoholismus solange gestreckt, bis sich durch die Entwicklung in beiden ursprünglichen Teilfamilien eine neue Konstellation ergab. Die Bindung zwischen Mutter und leiblicher Tochter lockerte sich durch deren zunehmende Ablösung, was offensichtlich dem Engagement in der Ehe zugute kam. Die Ehefrau nahm nun den Alkohol deutlicher wahr und unterstützte die Kur. Gleichzeitig rückte die Tochter des Vaters näher heran. Diese Konstellation machte es dem Indexpatienten offensichtlich möglich, das „emotionale Erbstück" Alkoholismus aus erster Ehe loszulassen.

Der weitere Verlauf wird auch davon abhängen, inwieweit sich die sich ursprünglich eifersüchtig begegnenden Stiefschwestern in ihren Autonomiebestrebungen solidarisieren können.

Familie 6

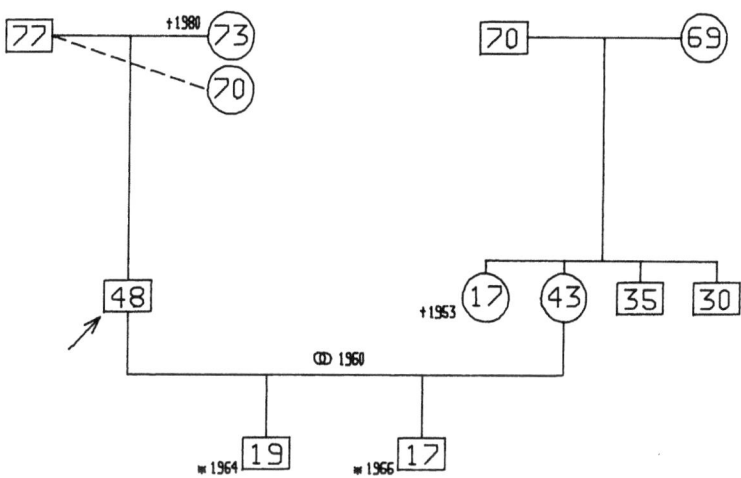

Abb. 7. Genogramm zu Familie 6 (Erklärung s. Abb. 1)

Zum Zeitpunkt des ersten Familiengesprächs befindet sich der Indexpatient auf starkes Drängen seiner Frau hin in einer 8monatigen stationären Entziehungskur.

Als einziges Kind in seiner Herkunftsfamilie habe er „alles bekommen, was ich haben wollte, ich brauchte nie geben, ich wurde falsch erzogen". Als seine Mutter, die er als „anklammernd" erlebte, starb, nahm er seinen herzleidenden Vater in das geräumige Haus der Familie auf. In der Folge führte dies beim Ehepaar zu unterschiedlichen Ansichten darüber, inwieweit der herzleidende Vater die Hilfe der Familie, insbesondere der Ehefrau, übermäßig in Anspruch nehme.

Die Ehefrau hatte als 13jährige ihre große Schwester durch einen Mord verloren und hatte als nun ältestes Kind manche Verantwortung für ihre jüngeren Geschwister übernehmen müssen.

Die Entwicklung der Alkoholproblematik des Indexpatienten fiel mit 3 anderen Entwicklungen der Familie zusammen:

- Beide sehr der Mutter verbundenen Söhne befanden sich im Entwicklungsstadium von Jugendlichen mit den entsprechenden Ablösungsschritten. Der ältere begann eine Lehre, der jüngere schloß die Schule ab.
- Der Einzug des herzkranken Schwiegervaters führte zu einer erheblichen Belastung für die Ehefrau: „Wenn abends endlich Ruhe war, fing der Schwiegervater nachts an, er wolle zu trinken und Medizin". Daß er sich nicht habe einfügen wollen, habe ihr Ehemann mit dem Alkohol immer wieder „weggewischt".
- Der Indexpatient stürzte sich nicht nur in den Alkohol, sondern auch in eine übergroße Arbeitsbelastung, was durch den Bau mehrerer Häuser zum Ausdruck kam und ihn zusätzlich der Familie entzog.

Rückblickend meint die Ehefrau, daß „der Alkohol das Faß zum Überlaufen brachte". Alles habe sich auf ihrem Rücken abgespielt und sei ihr schließlich zu viel geworden. Sie veranlaßte den Auszug des Schwiegervaters, der daraufhin mit einer Lebenspartnerin zusammenzog, und erzwang beim Ehemann dadurch die Kur, daß sie ihn ultimativ vor die Alternative „Ehe oder Alkohol" stellte.

Beide Kinder gerieten in der Alkoholismusphase mit dem Vater in heftige Auseinandersetzungen wegen ihrer von ihm bemängelten Unordnung. Andererseits zogen die Brüder sich zurück, wenn die Eltern in Streit gerieten. Beide standen der Mutter bei, der ältere ließ nachts seine Zimmertür offen, damit die Mutter ihn leichter rufen konnte.

Standardfrage 1: Der Indexpatient wünscht sich mehr Zeit für Hobbys. Die Ehefrau meint, dann müsse sie sich erst einmal ausruhen. Beide Kinder meinen lächelnd, sie würden dann mehr in den Mittelpunkt der Familie treten.

Standardfrage 2: Sie löst betroffenes und ratloses Schweigen bei den Kindern aus („Wir würden ihn festhalten"), während die Ehefrau meint, „dann müßten wir drei zurechtkommen". Der Indexpatient nimmt nicht an, daß seine Frau sich einen neuen Partner suchen würde, jedoch daß der ältere Sohn sich verpflichtet fühlen würde, ihr zu helfen.

Beim Hausbesuch 10 Monate später ergibt sich folgendes Bild: Der herzkranke Vater des Indexpatienten ist inzwischen verstorben. Die Familie wohnt weiterhin zusammen, beide Söhne sind in der Berufsausbildung und brauchen von ihrem Verdienst zu Hause nichts abzugeben. Seit 6 Monaten hat die Familie auf Wunsch des jüngeren Sohnes einen Hund, der von der Mutter versorgt wird und viel Unruhe in die Familie bringe. Der ältere Sohn hat sich gerade von einer Freundin getrennt, der jüngere hat keine Freundin.

Das Ehepaar geht nach Ansicht der Kinder häufiger gemeinsam aus. Es pflegt regelmäßige Kontakte zu einer in der Kurklinik kennengelernten Familie. So sei - nach Ansicht der Kinder - zwischen den Eltern „alles beim Alten", der Alkohol sei für sie eine „abgeschlossene Sache". Der Indexpatient lebt alkoholabstinent. Allerdings macht sich der jüngere Sohn Sorgen, daß der Vater die Teilnahme an einer anfangs besuchten Selbsthilfegruppe „einschlafen ließ", denn er würde „erst am Grab glauben, daß der Vater es allein geschafft hat". Von den übrigen Familienmitgliedern nimmt niemand an einer Selbsthilfegruppe oder einem Therapieprogramm teil.

Zur Verknüpfung von Familien- und Alkoholismusgeschichte: Der Alkohol wurde in einer Phase der Familiengeschichte zu einem Problem, als sich auf 2 Generationsebenen Übergangsprozesse abspielten. Auf der einen Ebene habe der Indexpatient zwar „nie geben brauchen", fühlte sich aber dennoch so stark verpflichtet, dem herzkranken, verwitweten Vater ein Zuhause zu geben, daß er die daraus erfolgende Belastung für seine eigene Familie ausblendete bzw. mit Alkohol „wegwischte".

Auf einer anderen Ebene begannen die erwachsen werdenden Söhne sich von der Familie, besonders von der innigen Bindung an die Mutter, zu lösen, was der Ehefrau u. a. Zeit für ihre Ehe freigab. Diese wurde aber völlig absorbiert von zwei neuen „Sorgenkindern": dem alkoholsüchtigen Ehemann und dem fordernden Schwiegervater. Andererseits verlangte diese Absorbierung der Mutter von den Söhnen mehr Selbständigkeit, die sich der Vater von ihnen wünschte.

Dem Indexpatienten „half" der Alkohol, das Engagement seiner Frau für ihn herauszufordern, denn durch die Pflege des Schwiegervaters und die sich nur zögernd von der Seite der Mutter wegbewegenden Söhne drohte der Ehemann in eine Abseitsposition zu geraten. Als die Ehefrau ihr Engagement eindrucksvoll durch ihre Weigerung, den Schwiegervater und den Alkoholismus im Hause zu dulden, unter Beweis gestellt hatte, konnte der Ehemann den Alkohol aufgeben.

Der neue Hund kann der Mutter das Übergangsstadium von einer „Familie mit jugendlichen Kindern" zu einer „Familie mit erwachsenen Kindern" erleichtern. Der weitere Verlauf wird aber wohl mehr dadurch entschieden werden, inwieweit die Kinder kompetente Schritte in ihrer Selbständigkeit schaffen und inwieweit das Ehepaar in der neuen Lebensphase auch ohne ein „Sorgenkind" seinen Weg gehen möchte.

Familie 7

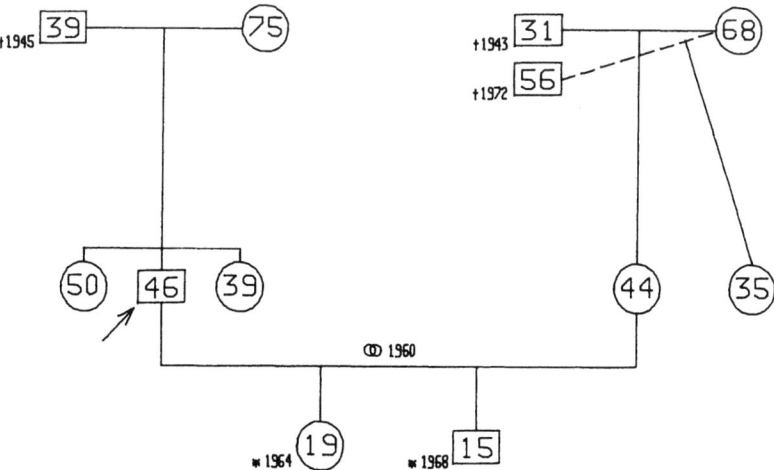

Abb. 8. Genogramm zu Familie 7 (Erklärung s. Abb. 1)

Der Indexpatient befindet sich auf eigene und des Arbeitgebers Initiative hin in einer 6monatigen stationären Entziehungskur.

In seiner Herkunftsfamilie verlor er im Alter von 8 Jahren seinen Vater und sei so für die übrigen, ausschließlich weiblichen Familienmitglieder bis vor 2 Jahren „der Mann im Hause" gewesen, der bei Reparaturen, Renovierungen, Umzügen usw. stets mithalf. Irgendwelche Gegenleistungen habe er nicht erkennen können, außer dem Zugeständnis von Alkohol unter dem Motto: „Wer arbeitet, soll auch sein Bier haben". Diese Perspektive bestimmte auch die Haltung seiner Mutter gegenüber einer Kur: sie lehnte sie als unnötig ab und stand ihrer späteren Durchführung dann skeptisch gegenüber.

Auch die Ehefrau des Indexpatienten verlor früh ihren Vater, erlebte aber, wie ihre Mutter noch ein zweites Mal eine Familie gründete. Täglich steht sie mit der in der Nähe wohnenden Mutter in Verbindung, die von Anfang an die Kur des Ehemannes befürwortet habe.

Der Alkohol war kurz nach der Eheschließung zunehmend zum Problem (Versetzungen am Arbeitsplatz, Trinkschulden, familiäre Spannungen) geworden und erreichte seinen Gipfelpunkt, als die Familie in das Stadium mit heranwachsenden Kindern kam. In den nassen Phasen sei der Indexpatient zum „Außenseiter" seiner Familie geworden. Die Mutter und die Kinder rückten solidarisch zusammen, außerhalb der Familie gingen die heranwachsenden Kinder und die Eltern dann jeder „seinen Weg". Der Sohn habe den durch Alkohol ausfallenden Vater sehr vermißt und sei ihm aus dem Weg gegangen, um ihn nicht „zum Explodieren zu bringen". Die Tochter unternahm in gutem Einvernehmen mit der Mutter zunehmend kompetente Schritte in die persönliche (Freund) und berufliche (Lehre) Selbständigkeit. Nach Meinung der Mutter wird sie aber noch einige Jahre in der Familie bleiben, denn „so schön wie zu Hause hat sie es nicht wieder". Auch der Sohn suche noch sehr die „Nestwärme", schlafe während des Kuraufenthaltes des Vaters auf der „Besuchsritze", werde aber nach Meinung des Vaters eher das Elternhaus verlassen als die Tochter.

Für die Ehefrau bedeute die Kur-Abwesenheit des Mannes, daß sie mehr als früher allein Entscheidungen treffe, was ihr mehr Gefühl von Selbständigkeit vermittle.

Standardfrage 1: Alle wünschen sich mehr Gemeinsamkeiten in der Freizeit. Die Mutter möchte die „Lasten zu gleichen Teilen verteilt" sehen.

Standardfrage 2: Die Kinder würden sich dagegen wehren: „Wir brauchen den Vater ja genauso" (Tochter), „Einen zweiten Vater würde ich nicht anerkennen" (Sohn). Die Ehefrau würde sich „allein durchbeißen" und „bestimmt nicht umkippen".

Während der Kur des Indexpatienten befand sich die Ehefrau in ambulanter nervenärztlicher Behandlung wegen depressiver Stimmungsschwankungen und bekam einen Kuraufenthalt zur allgemeinen Stärkung verschrieben.

Beim Hausbesuch 10 Monate später zeigte sich folgender Entwicklungsstand: Die Familie lebt weiterhin zusammen. Die Verbindung zwischen dem Indexpatienten und seiner Herkunftsfamilie, besonders mit der Mutter, habe sich dadurch gelockert, daß beide Schwestern ihn seit seiner Rückkehr schnitten, die Mutter noch heute den Sinn der Kur anzweifle und der Patient sich von sich aus distanzierte. Dagegen war die Mutter der Ehefrau schon während der Kur näher zu ihrer Tochter gerückt und behielt diese Position bei.

Die Tochter setzt ihren beruflichen (Ausbildung) und persönlichen (Freund) Weg fort, der Sohn begann nach dem Schulabschluß eine Lehre. Er schläft seit der Rückkehr des Vaters nicht mehr auf der „Besuchsritze" und läßt einen Wachstumsschub von einigen Zentimetern erkennen. Auch hat er gerade eine neue Freundin. Er ginge nach Meinung der Mutter mehr auf den Vater zu, beide unternähmen mehr gemeinsam.

Die Ehefrau stellt mit Blick auf Ehe- und Familienleben erleichtert fest, daß es nun „ein ganz anderes Leben" sei. Auch beide Kinder machen sich z. Zt. wegen der Ehe und des Alkohols keine Sorgen. Die Ehefrau wird die verschriebene Kur demnächst antreten.

Zur Verknüpfung von Familien- und Alkoholismusgeschichte: Seit der Gründung einer eigenen Familie spielte der Alkohol für den Indexpatienten zunehmend die Rolle eines „Bindemittels" hinsichtlich seiner Herkunftsfamilie und „Lösungsmittels" hinsichtlich seiner eigenen Familie. Hatte er selbst einen Vater in wichtigen Jahren entbehren müssen, so drohte der Alkohol durch seine Bindungsfunktion an seine Herkunftsfamilie für seinen Sohn eine ähnliche Situation herzustellen. Die Trennung vom Alkohol ging daher mit einer Distanzierung von seiner Herkunftsfamilie und einer Annäherung an seinen Sohn einher. Sie stellt den Indexpatienten zukünftig vor eine Situation, für die ihm aufgrund seiner eigenen Lebensgeschichte keine Erfahrungen vorliegen: Vater und Sohn in der Pubertät. Insofern hat die Aufgabe des Alkoholkonsums für die zukünftige Entwicklung des Sohnes eine ausschlaggebende Bedeutung.

Inwieweit das Alkoholproblem die Bindung der Ehefrau an ihre Ehe/Familie sicherstellte – sozusagen als Gegengewicht zur Bindung an ihre Mutter –, muß die weitere Entwicklung ohne das „Bindemittel" Alkohol zeigen.

Den depressiven Schwankungen bei der Ehefrau könnte unter diesem Gesichtspunkt eine ähnliche kohäsive Funktion für die Kernfamilie zukommen wie dem Alkohol des Ehemanns.

Familie 8

Der Indexpatient befindet sich auf Initiative seiner Frau und des Arbeitgebers in einer 6monatigen stationären Entziehungskur.

Er stammt aus einer großen Familie, die unter den Nachkriegsbedingungen starke materielle Not litt. Zwei Brüder hatten bzw. haben erhebliche Alkoholprobleme. Dennoch sei in dieser Familie „immer etwas los und viel Spaß gewesen, ganz im Gegensatz zu meiner Familie", meint die Ehefrau des Indexpatienten. Sie kümmert sich täglich um ihre in der Nähe wohnende Mutter. Seit dem alkoholbedingten Arbeitsplatzverlust des Mannes sorgt sie für das Einkommen durch volle Berufstätigkeit.

Beim Interview wird deutlich, daß sich die übrigen Familienmitglieder an ihr durch Blickkontakt orientieren, wenn es um Daten und andere Informationen geht.

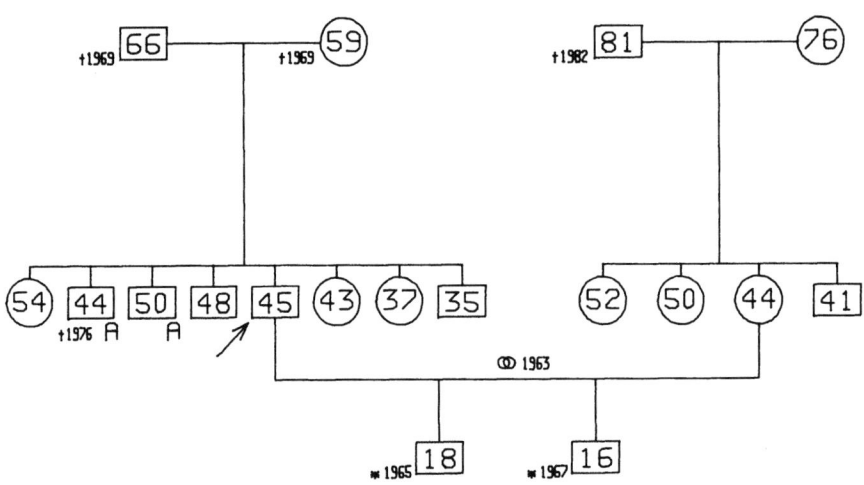

Abb. 9. Genogramm zu Familie 8 (Erklärung s. Abb. 1)

Der Alkohol begann zu einem Problem zu werden, als die beiden Söhne 8 und 6 Jahre alt waren. Sie durften dem Vater abwechselnd bei Verkaufsfahrten begleiten, bis er den Führerschein wegen Alkohol verlor. Während die Kinder lange „keine Vorstellung von den Ausmaßen" hatten, weihte die Mutter („Ich habe es immer möglichst vor den Kindern verheimlicht") Jahre später den älteren Sohn ein. Der jüngere erfuhr durch die zunehmenden familiären Auseinandersetzungen vom Alkoholproblem. Schließlich wurde dem Vater der Arbeitsplatz mit der Auflage gesperrt, daß er eine Entziehungskur mache. Zusätzlich stellte ihn seine Frau ultimativ vor die Wahl, entweder er mache die Kur oder sie würde gehen. Nachdem die gemeinsamen Verkaufsfahrten aufgehört hatten, suchten die Söhne in der nassen Phase außerhalb der Familie mehr Betätigungen in Form von Sport. Innerhalb der Familie solidarisierten sie sich – besonders der ältere – mit der Mutter. Beide absolvieren eine Lehre, müssen aber von ihrem Einkommen nichts zu Hause abgeben. „Kämen wir nicht aus, wären sie sofort bereit, etwas zu geben", meint die Mutter. Beide haben noch keine Freundin. Der ältere Sohn denkt daran, auszuziehen. „Diese Erfahrung, allein ein Zimmer zu bezahlen und sich selbst zu versorgen", müsse er machen, meint dazu die Mutter. Vom jüngeren Sohn nehmen beide Eltern an, daß er noch länger im Elternhaus, wohin er sich gern zurückziehe, bleiben werde.

Standardfrage 1: „Das wird für uns unheimlich schwierig sein, weil wir nichts gemeinsam gemacht haben, wohl ich mit den Kindern, aber nicht mit der ganzen Familie", meint die Mutter. Der Vater glaubt, daß die freiwerdende Energie in die Haus- und Grundstückspflege gehen werde.

Standardfrage 2: „Dann hat der Vater vor uns kapituliert, wir müssen uns damit abfinden", meint der ältere Sohn. „Ganz normal würde das Familienleben weitergehen, nur daß der Vater fehlte", meint dagegen der jüngere Bruder. Der Indexpatient glaubt, daß beide Kinder der Mutter helfen würden, gemeinsam würden sie ihr Schicksal meistern. Die Mutter möchte sich darüber keine Gedanken machen, sondern erst einmal abwarten, wie alles wird. Auf keinen Fall wolle sie eine Wiederholung mitmachen.

Beim Hausbesuch 11 Monate später zeigt sich folgender Entwicklungsstand: Die Familie lebt weiterhin zusammen in einem Haushalt. Beide Kinder stehen kurz vor dem Abschluß ihrer Berufsausbildung und möchten danach ausziehen. Der ältere Sohn hat eine Freundin, der jüngere nicht. Der Indexpatient hatte zunächst ein halbes Jahr den Haushalt versorgt und fand dann mit Hilfe des älteren Sohnes Anschluß an das Berufsleben. Die Ehefrau ist weiterhin voll berufstätig. Nach Ansicht beider Kinder hat sich das Verhältnis der Eltern zueinander verbessert, sie verbrachten gemeinsam einen Urlaub, während sie selbst durch Beruf und Sport ihre eigenen Wege gingen. Die Mutter stellt „mehr partnerschaftlichen Umgang" zwischen dem Vater und den Söhnen fest, findet aber, sie könnten mehr miteinander reden. Die Beziehung zwischen den Söhnen und der Mutter sei „so geblieben, sie steht an Stelle Nummer eins", meint der Vater. Die Mutter hatte Sorge, daß die Kinder – besonders der jüngere – bei ihren Sportunternehmungen zu viel Alkohol trinken könnten. Der Indexpatient lebt alkoholabstinent, im Haus gibt es keinen Alkohol. Bei Zusammenkünften der Verwandtschaft des Indexpatienten werde aus Rücksicht auf ihn zwar weniger getrunken, doch habe er seinen alkoholkranken Bruder nicht vom Alkohol abbringen können. Das Ehepaar verlagerte seine außerfamiliären Kontakte zunehmend in eine regelmäßig besuchte Selbsthilfegruppe: „Man trifft dort Gleichgesinnte".

Zur Verknüpfung von Familien- und Alkoholgeschichte: Der Alkohol beendete die gemeinsamen Verkaufsfahrten des Vaters mit seinen Söhnen zu einem Entwicklungszeitpunkt, in dem Jungen üblicherweise beginnen, sich am Leitbild des Vaters zu orientieren. In der Folge lehnten sich die Kinder wieder mehr an die Mutter an. Der jahrelange Versuch der Mutter, das Alkoholproblem vor den Kindern zu verheimlichen, konnte ihr nur durch einen guten Überblick über das Familienleben gelingen. So sah sie sich offensichtlich gezwungen, für alle restlichen Familienmitglieder organisatorischer Mittelpunkt der Familie zu werden. Zudem sorgte sie durch volle Berufstätigkeit für das Einkommen.

Die Alkoholismusgeschichte könnte somit unter 2 Aspekten in die Familiengeschichte passen:

- Eine zwangsläufige „Sicherstellung" der Bindung der Ehefrau/Mutter an ihre Familie im Gegengewicht zur Bindung an ihre Herkunftsfamilie (Mutter). Unter diesem Aspekt verzichtete der Indexpatient zeitweilig auf die Rolle des für die heranwachsenden Söhne verfügbaren Vaters, um die Kohäsion der Restfamilie zu fördern.
- Der Umgang mit dem Alkoholproblem und die Berufstätigkeit banden die Kräfte der Ehefrau/Mutter, wodurch die Söhne zwangsläufig ihre starke Bindung an die Mutter lockern mußten und sich mehr aus der Familie hinaus bewegten.

Wenn sie demnächst ausziehen, wird das Ehepaar eine neue Antwort auf die Frage finden, was ihren Zusammenhalt fördert. Die regelmäßige, gemeinsame Teilnahme an der Selbsthilfegruppe könnte diese Bedeutung haben.

Familie 9

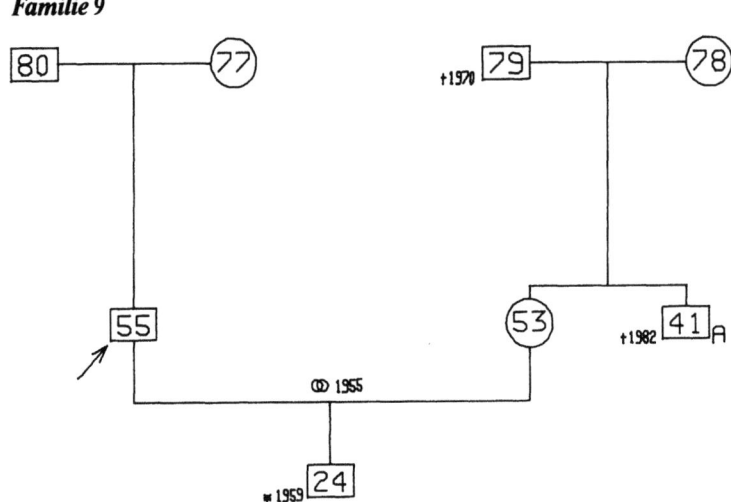

Abb. 10. Genogramm zu Familie 9 (Erklärung s. Abb. 1)

Der Indexpatient hat sich auf Anraten seiner Ehefrau zu einer 6monatigen stationären Entziehungskur entschlossen.

Viel mehr als durch die Kur ist die Familie durch den Konkurs seines Unternehmens betroffen. Dieses Unternehmen hatte der aus einfachen Verhältnissen stammende Indexpatient unter jahrelangem größtem Arbeitseinsatz aufgebaut. Seine Frau und auch teilweise sein Sohn hatten mitgearbeitet. Der Sohn sollte das Unternehmen später übernehmen. Doch nun galt es, einen Schuldenberg zu bewältigen. So hatte die Kur aufschiebende Wirkung gegenüber den Gläubigern, mit denen die Ehefrau und der Sohn in Verhandlungen standen.

Die Ehefrau steht in guter Beziehung mit den betagten und in der Nähe wohnenden Eltern des Indexpatienten, während die Beziehung zu ihrer ebenfalls in der Nähe wohnenden eigenen Mutter weniger gut sei.

Die Alkoholproblematik hatte begonnen, als der Sohn ca. 10 Jahre alt war. Aber erst vor kurzem sei der Indexpatient zu der Einsicht gekommen, daß er Alkoholiker sei. Er sehe es so, daß der Alkoholismus „im Grunde genommen völlig unwesentlich für die Familie gewesen ist".

Bis vor eineinhalb Jahren sei die Vater-Sohn-Beziehung nach Meinung der Mutter gut gewesen. Dann hätten die Freunde des Sohnes das Haus wegen des Alkoholproblems gemieden, so daß der Sohn mehr aus dem Haus ging, um seine Freunde zu treffen. Der Sohn steht im Studium und hat eine Freundin.

Standardfrage 1: Das Ehepaar meint, sie würden die freiwerdende Energie wieder in die Arbeit bzw. in das Unternehmen stecken. Der Sohn glaubt, „das Familienleben würde wieder wie vorher sein".

Standardfrage 2: „Ich und mein Sohn würden uns wieder einen Job suchen", meint die Mutter. Der Indexpatient glaubt, das Leben von Ehefrau und Sohn und deren Beziehung untereinander gingen ohne große Veränderungen weiter.

Beim Hausbesuch 11 Monate später zeigt sich folgender Entwicklungsstand: Während der Vater des Indexpatienten inzwischen verstorben ist, siedelte die Mutter zwischenzeitlich in ein Altersheim über. Im Rahmen des Konkurses mußte die Familie das Wohnhaus verkaufen. Das Ehepaar zog in eine Wohnung, in der auch ein Zimmer für die Mutter des Indexpatienten vorgesehen ist. Der Indexpatient ist nun an der Konkursabwicklung beteiligt und beabsichtigt, in einem Angestelltenverhältnis berufstätig zu werden. Der Sohn lebt mehr bei seiner Freundin und deren aus der ersten Ehe stammenden Kind, das von den neuen „Großeltern" mit viel Freude aufgenommen wurde. Der Sohn erlebt die Beziehung der Eltern als entspannter, „die Vertrauensbasis ist wieder da". Sie seien mehr füreinander und nicht mehr in erster Linie für das Unternehmen da. Die Kur hatte dem Indexpatienten „Zeit zur Besinnung" und die Kraft gegeben, jetzt „wieder alles in die Reihe zu kriegen". Nach seiner Rückkehr suchte die Ehefrau wegen allgemeiner Erschöpfung und Depressionen für 6 Wochen eine Klinik auf.

Der Indexpatient lebe streng alkoholabstinent, während man in der Familie „ganz locker" mit Alkohol umginge, d. h. jeder trinken könne, was er wolle. Das Ehepaar hatte ein halbes Jahr lang an einer Selbsthilfegruppe teilgenommen, jetzt nimmt kein Familienmitglied mehr an einer solchen Gruppe oder an einem Therapieprogramm teil.

Zur Verknüpfung von Familien- und Alkoholismusgeschichte: Eine Erklärungsbrücke zwischen Familiengeschichte und Alkoholgeschichte erscheint in dem vorliegenden Fall deshalb schwierig, weil beide vom Untergang des Familienunternehmens, bei dem auch außerfamiliäre Faktoren (Wirtschaftslage) zu berücksichtigen seien, stark überschattet werden.

Stellt man Familien-, Unternehmens- und Alkoholismusgeschichte auf eine Ebene, so ergeben sich 2 Aspekte der Verknüpfung:

- Der Alkohol führte den aus seiner Herkunftsfamilie durch das zunächst erfolgreiche Unternehmen sozial steil aufgestiegenen Indexpatienten wieder in den sozialen Bereich seiner Herkunftsfamilie zurück, was für alle mehr Zeit füreinander bedeutet. Als Angestellter (und ohne Alkoholprobleme) wird er zwar bescheidenere Einkünfte haben als mit einem Unternehmen (mit Alkoholproblemen), aber die Lebensqualität dürfte für alle Beteiligten als besser erlebt werden.
- Das mit Beginn der Pubertät des Sohnes entstehende Alkoholproblem des Vaters führte schließlich dazu, daß der vergleichsweise lange an das Elternhaus und das Unternehmen gebundene Sohn stärker aus der Familie strebte und sowohl beruflich als auch persönlich seinen eigenen Weg begann. Dieser Weg und der Weg seiner Eltern wird durch die lebhafte Beziehung zwischen dem von der Freundin mitgebrachten Kind und den neuen „Großeltern" besonders in Verbindung gehalten.

Familie 10

Der Indexpatient befindet sich auf eigene Initiative und mit Unterstützung seiner Frau in einer 6monatigen stationären Entziehungskur. Vier Tage vor Kurantritt war sein Vater infolge eines Herzinfarkts plötzlich verstorben.

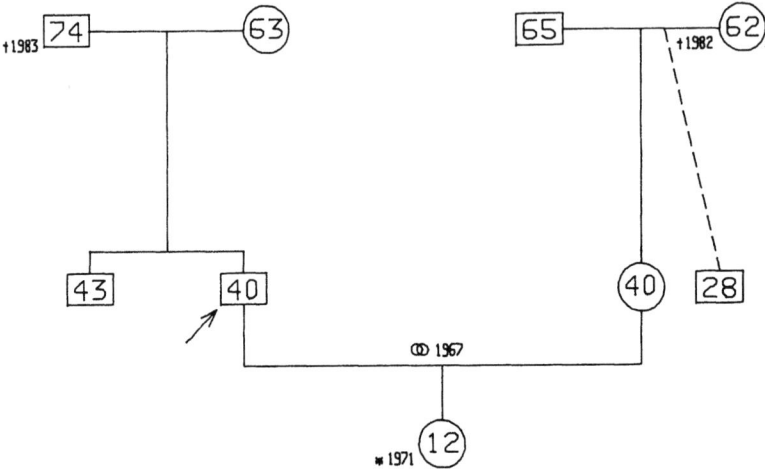

Abb. 11. Genogramm zu Familie 10 (Erklärung s. Abb. 1)

In der Familie väterlicherseits spielt ein als Familienbetrieb in der zweiten Generation geführtes Geschäft eine wichtige Rolle. Sein Bruder sei früher von den Eltern vorgezogen worden, habe jetzt aber wenig Verbindung zu den Eltern bzw. zu der jetzt verwitweten Mutter. Dieser Bruder lebe mit seiner Familie in einer anderen Stadt. Der Indexpatient lebt mit seiner Familie in seinem Elternhaus. Die Mutter wohnt mit im Hause und arbeitet in dem Geschäft ebenfalls mit.

Die Ehefrau stammt aus einem Schweizer Dorf und schaffte es mit Ausdauer und diplomatischem Geschick, gegen die Reserviertheit der Schwiegereltern bald zum organisatorischen und innovativen Mittelpunkt des Familienbetriebes zu werden. „Ich war von Natur aus schon immer nach außen strebend, wollte vom Dorf weg", meint sie rückblickend, hat aber dennoch gelegentlich unter Heimwehgefühlen zu leiden. In den Ferien sieht sie regelmäßig ihre Verwandtschaft wieder. Die Tochter besucht mit guten Leistungen ein Gymnasium. Der Alkohol wurde für den Indexpatienten schon zum Problem, als das Kind 2 Jahre alt war, 6 Jahre nach der Heirat. Dies hatte „Entscheidungsschwächen im Betrieb" und die Verschlechterung des Familienlebens zur Folge. Damals hatte sich der Umsatz des Geschäfts wegen veränderter Käuferinteressen verschlechtert und hätte betriebliche Änderungen erfordert, denen die Eltern des Indexpatienten aber stets ablehnend gegenüberstanden. Er habe sich damals „Mut angetrunken, um sich den Eltern gegenüber zu behaupten", fiel aber durch den Alkohol immer mehr aus und mußte den Betrieb zunehmend der Tatkraft und dem Geschick seiner Frau überlassen, die schließlich die Neuerungen schrittweise durchsetzte und somit Umsatzsteigerungen erzielen konnte.

Standardfrage 1: Alle möchten die freiwerdenden Kräfte zu mehr gemeinsamen Unternehmungen wie Basteln und Theaterbesuche nutzen. Das Ehepaar würde gern mehr gemeinsam unternehmen, z. B. Theater.

Standardfrage 2: Die Ehefrau würde „es zwar nicht kampflos hinnehmen", aber wenn sie nichts ändern könne, „dann würde ich in den Schoß meiner [Herkunfts-]

familie zurückkehren". Die Tochter würde mit ihr gehen und hält es für möglich, daß die Mutter noch einmal heiraten würde.

Der Indexpatient schließt sich diesen Überlegungen zustimmend an.

Beim Hausbesuch 10 Monate später zeigt sich folgender Entwicklungsstand: Während der kurbedingten Abwesenheit des Indexpatienten habe seine Mutter die Position und Kompetenz der Schwiegertochter dadurch respektiert, daß sie ihren Arbeitsbereich und ihr Wohnen im gleichen Hause mehr abgegrenzt habe. Dies habe sich ohne Zerwürfnisse zwischen Schwiegermutter und Schwiegertochter abgespielt und hielt nach der Rückkehr des Indexpatienten an. Der Betrieb zeigt weiterhin positive Bilanz. Nach Ansicht der Tochter geht es jetzt besser zwischen den Eltern, „sie streiten weniger". Ihre schulische Entwicklung verläuft gut.

Der Indexpatient lebt streng alkoholabstinent. Die Ehepartner nehmen einzeln und regelmäßig an Selbsthilfegruppentreffen teil und sind aktiv in der Beratungsarbeit für andere Abhängige engagiert.

Zur Verknüpfung von Familien- und Alkoholismusgeschichte: Der Verknüpfungspunkt zwischen Familiengeschichte und Alkoholismusgeschichte ist zwischen der 1. und 2. Generation anzunehmen. Mit der Familiengeschichte ist die Geschichte des Familienbetriebs auf seiten des Indexpatienten verbunden, auf seiten der Ehefrau mit dem starken Wunsch, über das dörfliche Milieu ihrer Herkunftsfamilie hinauszuwachsen. Das Zusammenwachsen dieser beiden Familienstränge drohte den Familienbetrieb in die roten Zahlen zu bringen, da die Eltern des Indexpatienten das Engagement der Schwiegertochter für den Betrieb anfangs blockierten. Die Bindungswünsche des Indexpatienten an seine Eltern verhinderten ein stärkeres Durchsetzen seinerseits, hätte er doch so die schon früher vermißte Zuneigung der Eltern völlig aufs Spiel gesetzt. So räumte er „mit Hilfe" des Alkohols allmählich das Feld für seine unerschrockene, aber geschickt vorgehende Ehefrau, wobei das Risiko – abgesehen von den gesundheitlichen Folgen des Alkoholismus – darin bestand, inwieweit seine Ehefrau und seine Eltern während seines Rückzugs kooperationsfähig bleiben würden. Daß unter diesem Gesichtspunkt sein Vater noch kurz vor der geplanten Kur das Feld (durch Tod) verließ, barg für den Indexpatienten die tragische Gefahr in sich, auf das zeitweilige Überlassen des „Spielfelds" an seine Frau mit schweren Schuldgefühlen und Depression zu reagieren. Diese hätten dann eine ähnliche Funktion für Familien- und Betriebsgeschichte wie vorher der Alkoholismus erfüllt.

Familie 11

Der Indexpatient befindet sich auf Veranlassung seines Arbeitgebers in einer 2monatigen stationären Entziehungskur. Wöchentlich erhält er Besuch von seinen Eltern. Daran, daß er als Alkoholiker gelten könne, hätten er und seine Familie stets gezweifelt.

Der Indexpatient ist der ältere von 2 Geschwistern, die auch während ihrer Berufsausbildung stark ihrem Elternhaus verbunden blieben. Der jüngere Bruder lebt mit im Hause der Eltern, er habe keine Freundin. Der Indexpatient hat berufsbedingt (Zeitsoldat) zwar außerhalb gewohnt, kommt in der freien Zeit aber regelmäßig nach Hause.

56   Ergebnisse

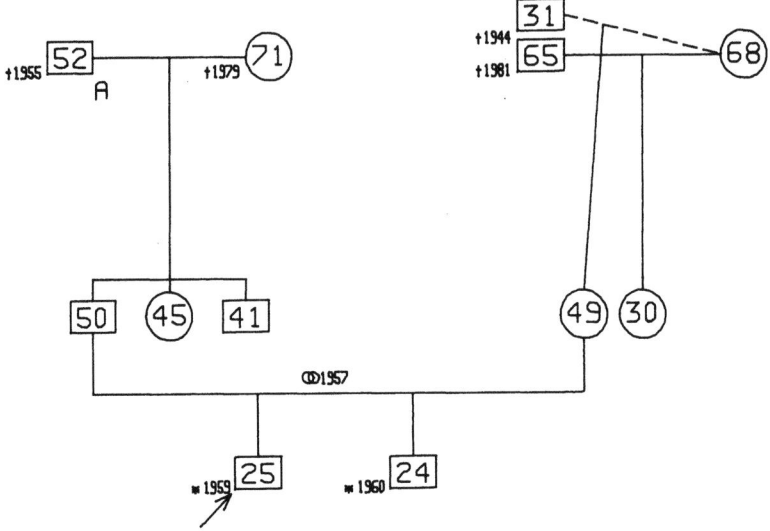

Abb. 12. Genogramm zu Familie 11 (Erklärung s. Abb. 1)

Väterlicherseits spielt ein als Familienbetrieb geführtes Unternehmen eine Rolle, in dem die 2 Kinder praktisch mitaufwuchsen und früh mitarbeiteten. Zwar gaben die Eltern das Unternehmen auf und ließen das Kapital in den Umbau und die Renovierung – womit der Vater voll beschäftigt ist – von Hausbesitz fließen, während die Mutter einer Volltagsbeschäftigung nachgeht. Geblieben ist aber das sehr starke Zusammengehörigkeitsgefühl aller Familienmitglieder: „Wir verstehen uns alle gut miteinander, wir sind immer für die Jungens da und umgekehrt". Der Vater gilt weiterhin als der Boß der Familie. Bei aufkommenden Auseinandersetzungen zwischen den Männern vermittelt und schlichtet die Mutter: „Mein Mann kann nicht akzeptieren, daß die Söhne erwachsene Männer sind, er kommandiert sie."

Alkohol war für den Indexpatienten zum Problem (disziplinarische Versetzung und Entzug des Führerscheins) geworden, nachdem er Soldat geworden war und erstmals außerhalb der Familie wohnte. „Das kommt meiner Meinung nach davon, daß er sich ein bißchen abgenabelt hat. Er wollte immer mehr für sich sein. Ich bin der Meinung, das hängt damit zusammen, daß er von zuhause weg ist", meint die Mutter zu dem Alkoholproblem. In diese Zeit fiel auch das Ende einer schon vorher begonnenen Liebesbeziehung. Die Mutter meint dazu: „Der ältere Sohn ist ein bißchen abgeneigt, weil man ihn heiraten wollte. Schon zweimal hat er Reißaus vor der Heirat genommen."

Standardfrage 1: Der älteste Sohn meint, die Mutter würde sich dann mehr um alte, pflegebedürftige Menschen kümmern. Beide Söhne glauben, die Eltern würden dann mehr Zeit finden für Kartenspielen, Bowling oder Kaffeetrinken.

Standardfrage 2: Hier muß der Vater sehr mit aufkommenden Tränen kämpfen. Er verläßt kurz den Raum, um sich wieder zu fassen. „Er ist unheimlich sensibel, wenn es um seine Kinder geht", meint dazu die Ehefrau. Ein Sohn reagiert auf die Frage so: „Das kann ich mir gar nicht vorstellen. Ich würde in Gedanken immer mitlaufen: was wird er jetzt machen?" Die Mutter meint: „Das würde uns kaputtmachen, wir würden es eher ertragen, wenn er wieder zu viel Alkohol trinken würde."

Beim Hausbesuch 12 Monate später zeigt sich folgender Entwicklungsstand: Der Indexpatient absolviert im Rahmen seiner Soldatenzeit eine Umschulung, die es ihm ermöglicht, wieder zuhause zu wohnen. Danach möchte er in eine eigene Wohnung in der Nähe der Eltern ziehen.

Die Mutter nahm ihre krebskranke und operierte Mutter in ihr Haus auf, um sie zu pflegen. Der jüngere, z. Z. arbeitslose Bruder wohnt weiter im Haus der Eltern und habe weiterhin, ebenso wie der Indexpatient, keine Freundin. Der Vater beantragt eine Berentung wegen eines Herzleidens.

Der Indexpatient sei zwar froh, wieder nachhause zu kommen, wo er alte Bekannte wiederfinde und in nahen Lokalen „abends sein Bier trinken" könne, aber ihn werde „nach der Zeit draußen" die Kontrolle durch die Mutter stören. Als Erfolg des Klinikaufenthalts sehe er an, daß er mit seinem Bruder jetzt offener umgehen könne, ohne wie früher dazu den Alkohol zu brauchen. Je mehr sozialen Kontakt er habe, um so weniger werde er Alkoholprobleme haben. Er trinke z. Z. Alkohol, Probleme seien damit aber nicht verbunden. An einer Selbsthilfegruppe oder an einem entsprechenden Therapiegrogramm nimmt kein Familienmitglied teil.

Zur Verknüpfung von Familien- und Alkoholismusgeschichte: Der Alkoholkonsum des Indexpatienten verhält sich proportional zu seiner Entfernung vom Elternhaus und ist Ausdruck für die starke Bindung an sein Elternhaus. Unter diesem Aspekt können auch das Ausbleiben einer außerfamiliären Bindung und die noch offene berufliche Situation der beiden Kinder gesehen werden. Andererseits übt diese Entwicklung der Söhne eine starke kohäsive Kraft auf die Restfamilie aus, geben sie ihr doch immer wieder Anlaß, sich ihrer gegenseitigen Sorge füreinander und ihres starken Zusammenhalts zu versichern. Die Söhne ersparen so den Eltern – besonders dem Vater – die schmerzliche Erfahrung, daß die Zeit von „Eltern mit Kindern" vorüber ist und daß für das Ehepaar ein neuer Lebensabschnitt beginnt.

Die Antwort auf die Frage, welche Veranlassung die beiden Söhne haben könnten, ihre Ablösung vergleichsweise lange hinauszuzögern und Rückstände in persönlicher und beruflicher Entwicklung in Kauf zu nehmen, dürfte für den weiteren Verlauf wichtig sein, hätte aber den Forschungsrahmen gesprengt.

Familie 12

Der Indexpatient befindet sich auf starken Druck von seiten der Ehefrau in einer 10wöchigen stationären Entziehungskur. Beide Ehepartner stammen aus großen Familien, in denen durch Krieg, gefahrvolle Berufe und Alkohol schon viele Mitglieder verstorben sind.

Zu Ehebeginn hatte die Ehefrau sich „die Zukunft so vorgestellt, daß alle zusammenbleiben." Während der Alkoholismusphase ihres Mannes dagegen „wollten wir alle am liebsten davonlaufen". Als das jetzt älteste Kind in die Pubertät kam, hatte die Ehefrau eine zusätzliche berufliche Halbtagsarbeit angenommen, die sie im Hinblick auf die Kinder in die Abendstunden legte, so daß ihr Mann dann abends ohne sie war.

58   Ergebnisse

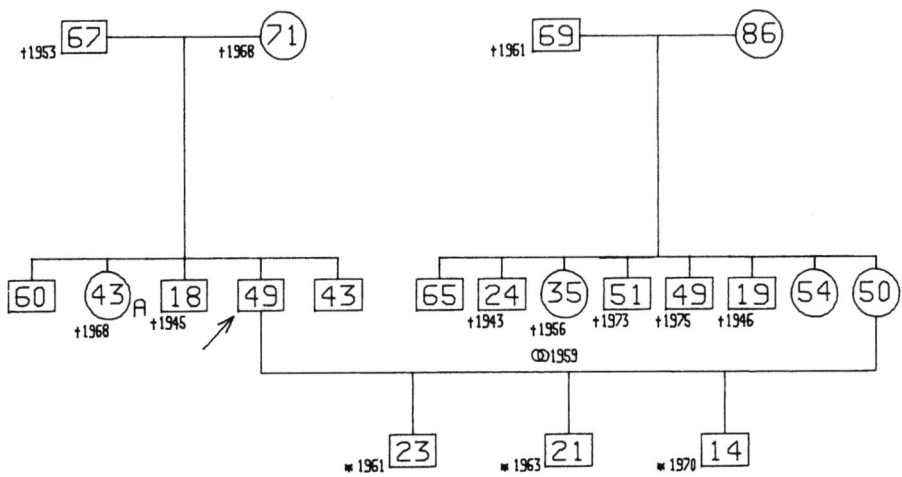

Abb. 13. Genogramm zu Familie 12 (Erklärung s. Abb. 1)

In dieser Zeit war der Indexpatient alkoholsüchtig geworden. Die sich in den folgenden Jahren dahinziehende Alkoholproblematik gipfelte darin, daß die Ehefrau einige Wochen zum ältesten, inzwischen ausgezogenen Sohn übersiedelte, um den Ehemann unter Druck zu setzen, eine Entziehungskur zu beginnen. Die beiden ältesten und in beruflicher Ausbildung befindlichen Kinder sind inzwischen seit 2 Jahren ausgezogen und haben eine Freundin. Durch häufige Besuche, Telefonate und gemeinsame Essen stehen sie mit dem Elternhause weiterhin in Verbindung. So wohnt nur noch der Jüngste zu Hause, besucht die Schule und macht den Eltern keine über den altersbedingten Rahmen (Pubertät) hinausgehende Sorgen.

Rückblickend meint die Ehefrau: „Ich bin selbstbewußter in Geldsachen und im Beruf geworden in der Alkoholismuszeit meines Mannes. Heute könnte ich ohne meinen Mann auskommen." Auch die Kinder seien in der Alkoholismusphase zwangsläufig selbständiger geworden, besonders der Jüngste „mußte sich sein Brot schon mal selber schmieren".

Standardfrage 1: Während die Eltern angeben, daß sie mehr Beschäftigung im Garten finden würden, reagiert der jüngste Sohn mit „weiß ich nicht".

Standardfrage 2: Die Ehefrau nimmt an, „jeder würde seinen Weg gehen und für sich leben". Der jüngste Sohn meint, die Mutter werde dann mehr arbeiten, aber nicht wieder heiraten.

Beim Hausbesuch 9 Monate später zeigt sich folgender Entwicklungsstand: Der älteste Sohn trennte sich von seiner Freundin, gab seine Wohnung auf, blieb weiter in seiner Ausbildung und lebt jetzt im Haushalt der Familie mit.
Der zweite Sohn lebt wie bisher und hat weiterhin eine feste Freundin.
Der dritte Sohn gehe nach Meinung der Eltern mehr unter Gleichaltrige und treibe mehr Sport. Er tritt nach Schulabschluß eine Lehrstelle an.
  Die Ehefrau hat ihre berufliche Arbeitszeit in den Vormittag verlegen können und ist dadurch abends zur gleichen Zeit wie ihr Mann zu Hause. Der Ehemann hat wieder Anschluß in seinem Beruf gefunden.

Nach Ansicht des jüngsten Sohnes hätten die Eltern nun weniger Streit und gingen öfter gemeinsam spazieren. Zur Beziehung zwischen dem Vater und dem jüngsten Sohn meint die Mutter, daß sie herzlicher geworden sei. Am meisten habe sich der älteste Sohn über die Rückkehr und die erfolgreiche Lösung des Alkoholproblems beim Vater gefreut.

Der Indexpatient lebt streng alkoholabstinent. Das Ehepaar hatte einige Male an Selbsthilfegruppetreffen teilgenommen, z. Z. nimmt aber kein Familienmitglied an einer Selbsthilfegruppe oder an einem therapeutischen Programm teil.

Zur Verknüpfung von Familien- und Alkoholismusgeschichte: Das Alkoholproblem des Indexpatienten entwickelte sich, als die Familiengeschichte in dem Stadium angelangt war, in dem das erste Kind in der Pubertät ist und üblicherweise erste innere und äußere Ablösungsschritte macht.

Es dauerte bis zu dem Stadium an, in dem das letzte Kind das Haus verließ.

Die Ehefrau, ehemals jüngstes Kind in ihrer Herkunftsfamilie, hatte in dieser Zeit ihr ursprüngliches Motto „Wir bleiben alle zusammen" abgeändert: „Ich könnte ohne meinen Mann leben".

Spätestens an diesem Punkt hätte der Alkohol seine Funktion als „Lösungsmittel" für die heranwachsenden Kinder erfüllt, da das Ehepaar grundsätzlich zusammenbleiben möchte und das letzte Kind dabei ist, kompetent seinen Schritt aus der Familie heraus zu tun. Ob die Rückkehr des zuerst ausgezogenen, ältesten Sohnes nur ein vorübergehendes Wohnungsproblem löst oder aus Sehnsucht nach der verlorenen „Vaterzeit" geschieht, ob er als erfahrener Bruder zurückgekommen ist, um dem Jüngsten die Ablösung zu erleichtern oder ob er den am „Kinderentzug" leidenden Eltern helfen möchte, muß offenbleiben. Träfe der letzte Aspekt zu, dann käme dem Alkohol in dieser Familie ein Funktionswandel zu: Hatte er erst den Kindern die Ablösung erleichtert, so übernehme er nun die Rolle einer Alternative zu einem Kind nach dem Motto: „Entweder Alkoholsorge oder ein (Sorgen-)kind im Haus." Unter diesem Aspekt nähmen die Kinder an der Aufrechterhaltung eines alkoholischen Familiensystems teil.

Familie 13

Der Indexpatient befindet sich auf Drängen seiner Frau und vor allem seiner Mutter in einer 10wöchigen stationären Entziehungskur: „Wenn ich die Kur nicht angetreten hätte, hätte ich beide Familien verloren."

Zur Eheschließung meint der Patient zurückblickend, daß seiner Mutter „keine Schwiegertochter gut genug gewesen" sei. Aber sie habe sie dann doch in Kauf genommen mit der Hoffnung, daß die Schwiegertochter dem schon damals bestehenden starken Alkoholkonsum des Sohnes entgegenwirken könne. Mehr als seine Geschwister hält er Verbindung mit seiner Mutter, die er einmal wöchentlich sieht. Auch zu seinen Geschwistern hat er regelmäßigen Kontakt, das Grab seines Vaters besucht er alle 14 Tage.

Die Ehefrau hat sich dagegen zunehmend von ihrer Herkunftsfamilie distanziert und hält nur noch wenig Verbindung zu den in der gleichen Stadt wohnenden Eltern und Geschwistern. Sie habe sich immer in die Kleinkindrolle gedrängt gefühlt, die Eltern hätten ihr in die Ehe hereinreden wollen. Als ihr Vater an den Folgen des

60 Ergebnisse

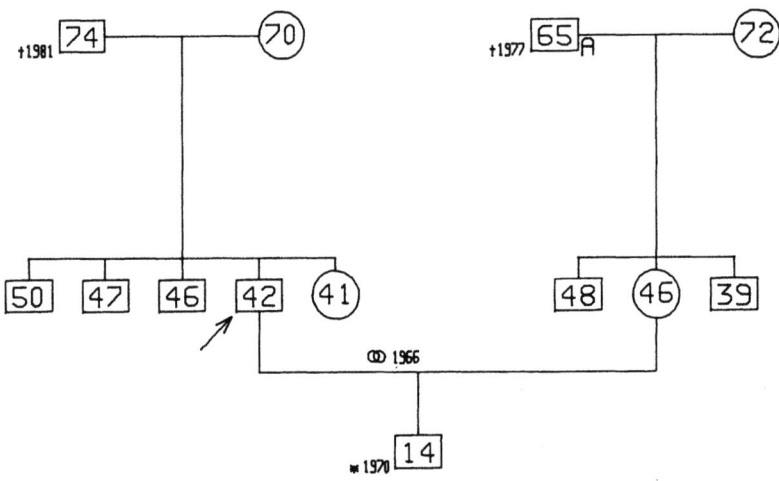

Abb. 14. Genogramm zu Familie 13 (Erklärung s. Abb. 1)

Alkoholismus starb, stand sie dem noch verständnisvoll gegenüber, da er eine schwere Kindheit gehabt hatte. Inzwischen sei der Alkohol aber „ein rotes Tuch" für sie geworden.

Auch der Sohn hält ausschließlich die Verbindung zur Familie väterlicherseits, besonders zu der Großmutter, nicht aber zur Familie mütterlicherseits. Seinen gleichaltrigen Vetter kennt er nicht.

Der Indexpatient habe zwei durch 3 Jahre getrennte Alkoholismusphasen durchgemacht, die jedesmal eine Reaktion auf den Arbeitsplatzverlust gewesen seien. Bezogen auf die Familiengeschichte erstreckte sich die 1. Phase von 6.-9. und die 2. Phase vom 12.-13. Lebensjahr des Sohnes. Mit der 2. Phase fiel auch zusammen, daß die Ehefrau durch eine angenommene Berufstätigkeit ganztags außer Hause war und der arbeitslose Mann allein bzw. allein mit dem Sohn war. „Er war ja praktisch allein, er hatte ja immer Gelegenheit. Wenn ich dann abends nach Hause kam, sah ich nur diesen irren Blick", erinnert sich die Ehefrau.

In der 1. Phase entwickelten Mutter und Sohn nach Ansicht des Indexpatienten ein „klettenhaftes Verhältnis", wie er es als Kind nicht gekannt, wohl manchmal vermißt habe. Während der 2. Phase sei der Sohn dann aus einer gewissen Ängstlichkeit im Umgang mit Gleichaltrigen durch den Übergang aufs Gynmasium herausgewachsen.

Standardfrage 1: Die Mutter meint, wenn das Alkoholproblem weg sei, werde es „sehr schön", es gäbe „sehr viel Ruhe". Der Vater meint, daß neben der Ruhe mehr Geld zum Reisen und zu gemeinsamen Aktivitäten da sei. Mit einem Unterton von Ungewißheit meint der Sohn: „Irgendetwas Neues, irgendwelche Planungen oder Reisen."

Standardfrage 2: Die Mutter zeigt zunächst Erschrecken über diese Frage. Zunächst müsse man versuchen, dieses zu verhindern, dann müsse man sich abfinden: „Ich kann auch ganz gut allein leben, ich würde nicht daran zerbrechen." Sie fügt hinzu, daß sie während der Alkoholzeit ihres Mannes selbständiger geworden sei. Der Indexpatient meint, daß das für ihn nicht vorstellbar sei, weil es tragisch enden würde. „Häuslich bin ich unselbständig, ich hänge an meiner Frau, ich würde mit Sicherheit mich kaputtmachen, z. B. totsaufen." Der Sohn würde diese Lösung „nicht so schön finden" und glaubt nicht, daß seine Mutter wieder heiraten würde.

Beim Hausbesuch 10 Monate später zeigt sich folgender Entwicklungsstand: Der Vater hat wieder einen festen Arbeitsplatz, wo er seine ganze wiedergewonnene Kraft einsetze. Seine Mutter ruft ihn täglich an wegen kleiner Aufträge.

Die Eltern seien jetzt wieder „näher aneinander", unternähmen mehr gemeinsam, machten Spaziergänge, meint der Sohn. Der Sohn würde sich bei Fragen wieder mehr an seinen Vater wenden. Sie brauche ihn nicht mehr gegen den Vater zu verteidigen, meint die Mutter.

Der Sohn habe einen Wachstumsschub von 7 cm gemacht, seine Schulleistungen hätten sich verbessert. Die Eltern nehmen regelmäßig einmal wöchentlich an einer Selbsthilfegruppe teil.

Zur Verknüpfung von Familien- und Alkoholismusgeschichte: Beide Partner heirateten in Opposition zu ihren Herkunftsfamilien, womit ihre Familiengründung unter einen gewissen Rechtfertigungsaspekt geriet: wir sind richtig und wir schaffen es. Kinder und ein Familienleben können dann sichtbare „Beweise" gegen die Bedenken der Herkunftsfamilien bilden. Im Lebenszyklus der Familie tritt die 1. Alkoholismusphase beim 1. Ablösungsschritt (Einschulung) und die zweite beim 2. Ablösungsschritt (Pubertät) des Sohnes auf. In der 1. Phase hatte dies zu einer kohäsiven Wirkung auf die Mutter-Sohn-Beziehung geführt, womit der Vater seinem Sohn sozusagen etwas verschaffte, was er selbst gern (mehr) gehabt hätte, nämlich eine intensive Mutterbindung. Die 2. Alkoholismusphase lockerte die Mutter-Sohn-Gruppe wieder, da Vater und Sohn mehr gemeinsame Zeit zu Hause verbrachten. Auf diese Weise erhöhte der Indexpatient die Familienkohäsion in den beiden Entwicklungsstadien durch unterschiedliche Subgruppenbildungen als Konterbewegung zu den Ablösungsschritten des Sohnes.

Unter diesem Gesichtspunkt wird prognostisch bedeutsam sein, welche weiteren Ablösungsschritte der Sohn sich erlauben darf, ohne ähnliche Konterbewegungen des Vaters hervorzurufen. Bleibt dieses Bindungsmuster der Familie bestehen, wird er sich nur wenig oder mit Schuldgefühlen ablösen dürfen.

Familie 14

Der Indexpatient befindet sich auf eigene und des Hausarztes Initiative in einer 10wöchigen stationären Entzugsbehandlung. Er stammt aus einer großen Familie, zu deren Mitgliedern er seit Beginn seiner Lehre kaum noch Verbindung habe, auch habe er keine Vorstellung oder ein Bild von seinem gefallenen Vater. In welchem Altersheim seine Mutter z. Z. sei, wisse er nicht genau. Arbeit und Alkohol lassen den Indexpatienten älter erscheinen.

Die Ehefrau bezeichnet sich als „ausgelaugt" von der Vollbeschäftigung als Küchenhilfe, dem eigenen Haushalt und den letzten 4 Jahren, in denen sich „alles sehr auseinandergelebt" habe. Auch sie steht kaum mit ihrer Herkunftsfamilie in Verbindung, von einer Schwester wisse sie nicht den Aufenthaltsort.

62   Ergebnisse

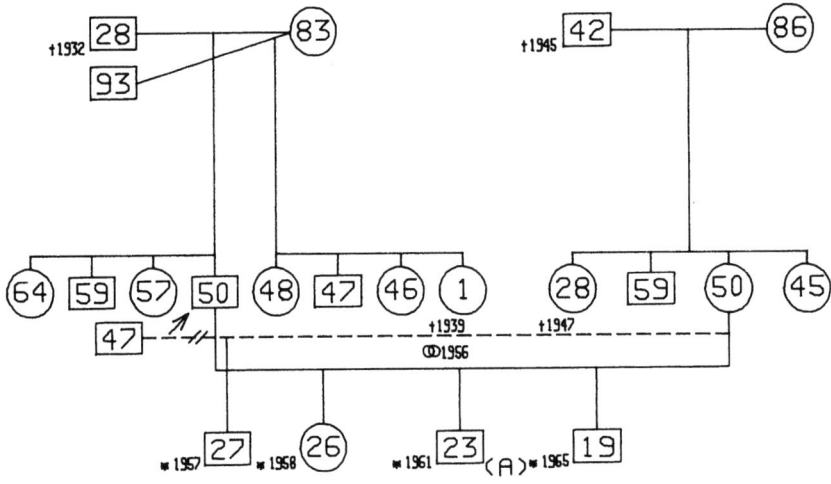

Abb. 15. Genogramm zu Familie 14 (Erklärung s. Abb. 1)

Die fehlenden Verbindungen zu den Herkunftsfamilien auf beiden Seiten sind weniger Ausdruck von Beziehungsabbrüchen als Ausdruck eines Bindungsmusters, das wesentlich durch das Hier und Jetzt bestimmt wird und das die Mutter so zusammenfaßt: „Wir sind füreinander da, ob es gut oder schlecht geht." Deutlich ist die Rollenaufteilung: lebenslustig, stets zu Ulk aufgelegt und trinkfreudig die Männer, still, emsig im Haushalt, den Alkohol ablehnend und mit der Altenpflege betraut die Frauen.

Alle Kinder halten durch häufige Besuche und „Hereinschauen" intensiv Verbindung zu ihrem Elternhaus, auch wenn die 3 jüngeren Kinder schon ausgezogen sind. Der älteste Sohn wechselte häufig in und aus der Familie, beginnend mit einem Heimaufenthalt als Jugendlicher und dann weiter durch wechselnde Arbeitsplätze mit zwischenzeitlicher Arbeitslosigkeit. Dieser (in die Ehe mitgebrachte) Sohn und die Mutter hätten das herzlichste Verhältnis, während andererseits den Vater und den jüngsten Sohn ein besonders herzliches Verhältnis verbinde. Bis auf das dritte (Verlobung) hat keines der erwachsenen Kinder eine Liebesbeziehung.

Familiengeschichtlich gesehen hatte sich der Vater 5 Jahre nach der Eheschließung und im Stadium mit 2 kleinen Kindern verstärkt dem Alkohol zugeneigt. Zu einem Problem wurde der Alkohol allerdings erst vor 5 Jahren, nach einem von der Ehefrau bewirkten Arbeitsplatzwechsel in den öffentlichen Dienst, der dem Indexpatienten mehr Arbeitsplatzsicherheit bringen sollte. Dort war der Alkohol nicht wie an seinem früheren Arbeitsplatz geduldet, der Indexpatient konnte aber nicht mehr davon ablassen. „Das Verbotene war ein Reiz für ihn", meint die Ehefrau. Deshalb habe sie erst vor einem Jahr gemerkt, daß der Alkohol ein Problem für ihren Mann sei. In diesem Zeitraum zogen die 3 Jüngeren aus. Bis dahin hatten der Vater und die Söhne - der jüngste mußte immer Bier holen - im Wohnzimmer fast täglich feucht-fröhliche Zusammenkünfte, während die Ehefrau und die Tochter sich in die Küche zurückzogen. Der zweite (verlobte) Sohn habe zeitweilig ebenfalls so stark Alkohol getrunken, daß er seinen Arbeitsplatz ernsthaft gefährdete. Durch eigenes Bemühen und die abschreckenden Eindrücke bei den Klinikbesuchen seines Vaters sei er wieder davon abgekommen.

Standardfrage 1: Alle wünschen sich mehr Häuslichkeit, gemeinsame Campingplatzaufenthalte und Geselligkeit mit Kaffeetrinken. Die Ehefrau möchte die Wohnung als Zufluchtsort für alle gemütlich machen, mehr Ruhe und Zeit für Hausarbeit haben.

Standardfrage 2: Während der älteste Sohn vermutet, daß alle dem Vater nachtrauern, die Mutter mehr Ärzte konsultieren und bestimmt nicht mehr wieder heiraten würde, meint der zweite Sohn, daß die Mutter es leichter verkraften würde, wenn statt des Vaters der älteste Sohn für längere Zeit wegginge. Auch nimmt er an, daß die Mutter wieder heiraten würde.

Beim Hausbesuch 10 Monate später zeigt sich folgender Entwicklungsstand: Der (Stief-)vater des Indexpatienten und die Mutter der Mutter sind verstorben, ohne daß das Begräbnis einen Annäherungseffekt an die jeweiligen Herkunftsfamilien gehabt hätte. Der zweite Sohn hat seine Verlobung gelöst, ist wieder mehr im Haushalt der Eltern und verstehe sich besser mit dem Vater. Die Tochter hat einen Freund und steht vor einem beruflichen Abschlußexamen. Der älteste Sohn wohnt wegen einer Umschulung wieder zuhause.
 Alle Kinder stellen fest, daß die Eltern wieder eine „richtige Ehe" führten und alles miteinander durchsprächen. Das gemeinsame Fernsehen habe für beide einen wichtigen Stellenwert eingenommen. Im Wohnzimmer gäbe es keinen Alkohol mehr, dennoch sei den Kindern „ihr Bierchen" erlaubt. „Wenn die Bengels zu viel saufen, dann kriegen sie Druck", meint allerdings der Vater in einer Mischung aus Scherz und Ernst.
 Der Indexpatient ist wieder berufstätig, lebt streng abstinent und nimmt einmal monatlich an einem Ehemaligentreffen seiner Kurklinik teil.

Zur Verknüpfung von Familien- und Alkoholismusgeschichte: Zwei Momente spielen für den Zusammenhalt der großen Familie eine Rolle: die Ablösung und Wiederannäherung der beiden älteren Stiefbrüder und der Alkoholismus. Während sich die Kernfamilie durch einen großen Zusammenhalt auszeichnet, stehen die jeweiligen Ehepartner mit ihren Herkunftsfamilien kaum in Verbindung. Die Kinder stehen ebenfalls nicht in Verbindung mit ihren zahlreichen Anverwandten in 3 Generationen. Der älteste Sohn verlängerte durch die Sorgen (Heimerziehung) und die wiederholte Rückkehr (Arbeitsplatzwechsel, Arbeitslosigkeit) in den Schoß der Familie den Familien- bzw. den Elternstatus, während die Geschwister sich – zwar verzögert – aber schließlich doch nach außen entwickelten. Eine ähnliche Funktion erfüllt der zweite Sohn, der beim Schritt aus der Familie über Alkohol und eine Verlobung „stolperte" und zurückkehrte.
 Der Alkohol spielte so lange eine integrative Rolle für die Männer der Familie, bis sich die Söhne abzulösen begannen und der Kontext der Familie sich änderte. Zeitlich fiel dies mit dem von der Mutter initiierten Wechsel des Arbeitsplatzkontexts zusammen, in den der Alkohol nun nicht mehr paßte. Dadurch war der Alkohol sowohl in der Familie als auch im Beruf nicht mehr integrierbar und erschien isoliert als Suchtproblem.

64   Ergebnisse

Je intensiver der Kampf gegen den Alkoholismus als ein neues integratives Moment den früheren Alkoholkonsum ersetzt, desto weniger dürften Vater und zweiter Sohn rückfallgefährdet sein. Kommt aber den Ablösungs- und Wiederannäherungsschritten der beiden Stiefgeschwister die Bedeutung zu, wer länger in der Nähe der Eltern bleiben darf, dann dürften die Arbeitsplatzproblematik des älteren und die latente Alkoholproblematik des jüngeren auch weiterhin eine Rolle spielen.

Familie 15

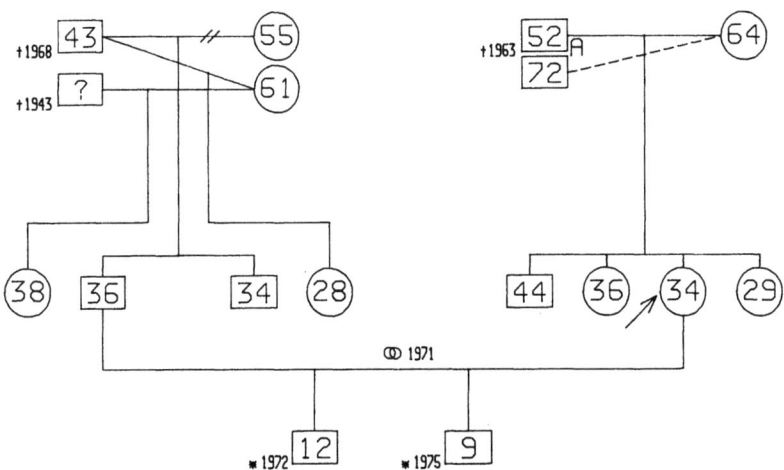

Abb. 16. Genogramm zu Familie 15 (Erklärung s. Abb. 1)

Die Indexpatientin nimmt seit 3 Jahren 2mal wöchentlich, der Ehemann 1mal wöchentlich an den Meetings einer Selbsthilfegruppe teil. Beide wirken in der Organisation und der Öffentlichkeitsarbeit ihrer Selbsthilfegruppenbewegung sehr aktiv mit. Die Kinder nehmen an den Gruppentreffen nicht direkt teil, begleiten aber die Eltern zu öffentlichen Informationsveranstaltungen oder - insbesondere das Jüngere - spielten während des Gruppentreffens der Eltern in einer sog. Kinderbetreuung.

Die Indexpatientin stammt aus einer Familie, in der „abends ein Drink und bei Familienfeiern Trinken-bis-man-nicht-mehr-konnte einfach dazu gehörten". Ihr Vater starb an den Folgen des Alkohols.

Die Verbindung zu ihrer Herkunftsfamilie ist regelmäßig und lebhaft, insbesondere durch die Enkel.

Im Vergleich dazu ist die Verbindung zur Herkunftsfamilie des Ehemanns sehr gering. Sie setzte sich aus 3 Teilfamilien zusammen. Den Aufenthaltsort seiner leiblichen Mutter habe er ohne Erfolg herauszufinden versucht. Lediglich zwischen ihm und seinem Bruder bestehe eine geringe Verbindung. Nach der Eheschließung lebte die Indexpatientin entgegen ihren sonstigen Gewohnheiten völlig abstinent, fing aber ein Jahr nach der Geburt des ersten und noch im Wochenbett nach der Geburt des zweiten Kindes wieder an, zu trinken. In der Folge übernahm der Ehemann den immer mehr in Vernachlässigung geratenen Haushalt und die Versorgung der Kinder. Der Gipfelpunkt wurde erreicht, als der Ehemann die Indexpatientin nach 9 Jahren Ehe vor die Alternative stellte, daß sie entweder mit dem Trinken aufhöre oder er sie mit den Kindern verlasse. Daraufhin schloß sie sich einer Selbsthilfegruppe an und lebt seither streng abstinent.

In den ersten 3 Jahren bestimmten die Meetings auch sehr die Thematik im Familienkreis, bis der älteste Sohn sich dagegen wehrte und die Eltern ihre Gruppenaktivität mehr vom Familienleben abgrenzten.

Der Ehemann war nach der Heirat stark übergewichtig (bis 120 kg) geworden und hatte durch Jogging wieder zu einem Normalgewicht gefunden. Gleichzeitig habe das Jogging die Rolle des Weglaufens vor dem Problem Alkoholismus gespielt, wie überhaupt beide Partner in der nassen Zeit mehr aus der Familie heraus und in den trockenen Phasen mehr in die Familien gegangen seien. Während der ältere Sohn sich in dieser Zeit vom Kommandieren der Mutter kleiner gemacht fühlte, war der jüngere Sohn stets bei der Mutter („Er hat immer Partei für mich ergriffen").

Standardfrage 1: Die Indexpatienten meint, daß religiöse Aktivität die Familie in ähnlicher Weise beschäftigen könnte. Der Ehemann glaubt, Sport und das Photohobby würden den Platz einnehmen. Der ältere Sohn findet keine Antwort, der jüngere meint: „Vielleicht mehr Wandern, Spazieren."

Standardfrage 2: Spontan springt der jüngere Sohn auf: „Wir würden das nicht zulassen" und fügt später hinzu: „Wir wären dann mehr draußen, dann hätten wir nämlich keine Sorgen." Der ältere Sohn glaubt, daß der Vater bestimmt nicht wieder heiraten würde. Der Ehemann gibt an: „Daran gedacht habe ich häufig, und ich habe eigentlich nie den Mut gehabt. Wenn das jetzt so wäre, hätte ich den Mut. Ich würde mein Leben einrichten." Die Indexpatientin hat „überhaupt keine Bedenken", daß ihr Ehepartner die Situation meistern und sich an einen neuen Partner binden würde, sobald die Kinder aus dem Haus wären.

Beim Hausbesuch 10 Monate später haben sich bei gleicher Zusammensetzung und gleichbleibender Beziehungsdynamik alle Familienmitglieder weiterentwickelt. Eltern und Kinder nehmen sehr lebendig und interessiert an den inner- und außerfamiliären Entwicklungen teil, grenzen sich aber als Familie klar ab.

Der Ehemann möchte gern mehr Verbindung zu seinem Bruder, findet aber nicht das gleiche Interesse bei seiner Frau. Eine Verbesserung seiner beruflichen Position bringt eine zeitweilige stärkere Beanspruchung im Beruf mit sich. Er schränkte deshalb die organisatorische Mitarbeit in der Selbsthilfegruppe ein. Die Indexpatientin beginnt eine Ausbildung als Krankenschwester. Beide Kinder entwickeln sich innerhalb und außerhalb der Familie zur Zufriedenheit der Eltern.

Die Teilnahme an den Meetings nimmt weiterhin einen festen Platz im Leben der Familie ein, der ältere Sohn möchte allerdings, daß die Mutter weniger aktiv in der Selbsthilfegruppenorganisation tätig ist.

Zur Verknüpfung von Familien- und Alkoholismusgeschichte: Bei der Partnerwahl trafen sich ein Mitglied einer Familie, in dem Alkohol ein integraler Bestandteil des Familiensystems war, und ein Mitglied einer fragmentierten Familie, vermutlich mit einem zu Übergewicht führenden Eßmuster. Die mitgebrachten Eß- und Trinkmu-

66 Ergebnisse

ster führten zu Übergewicht und hohem Alkoholkonsum der Ehepartner und waren mehr Zeichen der noch starken inneren Verbundenheit als einer vollzogenen Ablösung von den Herkunftsfamilien. Sie drohten, den Bestand der Ehe zu gefährden. Erst die Schwangerschaften und die Sorge um die Kinder ersetzten die alten „Bindemittel" (Alkoholismus, Übergewicht) zeitweilig, bis schließlich beide Ehepartner einen konstruktiveren Weg fanden, den Alkohol zum integralen Bestandteil des Familienbeziehungsmusters zu machen: sie widmeten sich intensiv dem gemeinsamen Kampf um die Abstinenz durch intensive Teilnahme an den Meetings, die ein strukturierendes Element des Familienlebens wurden. Der Zusammenhalt der Familie ist nicht zu trennen von der gemeinsamen Beschäftigung mit dem Thema Alkohol. Solange sie anhält, hält die Familie. „Die Gruppe ist das Fundament, auf dem wir alle stehen", meint die Indexpatientin treffend. Erst wenn die Kinder demnächst zum Thema Alkohol eigene Vorstellungen entwickeln und Erfahrungen sammeln werden, wird die Familie den Umgang mit dem familienintegrativen Thema Alkohol vermutlich modifizieren müssen.

Familie 16

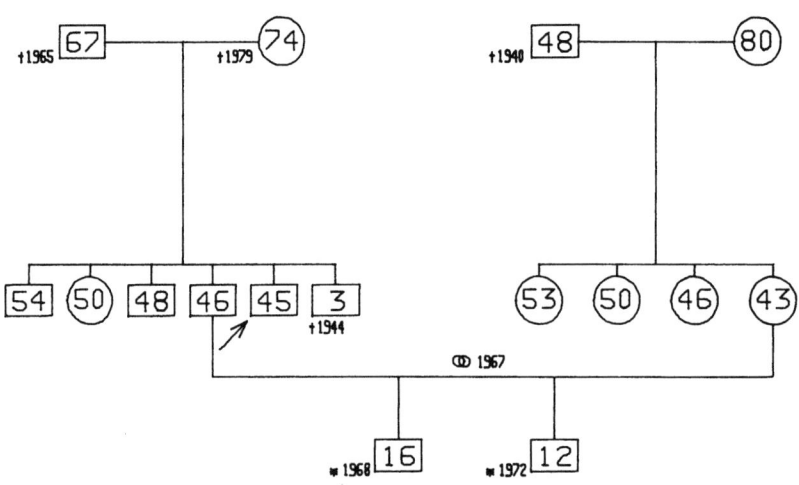

Abb. 17. Genogramm zu Familie 16 (Erklärung s. Abb. 1)

Der Indexpatient hatte vor 2 Monaten eine 2monatige stationäre Entzugsbehandlung abgeschlossen, wollte aber nicht Gebrauch von der angebotenen ambulanten Nachsorgegruppe oder von einem sonstigen Therapieangebot machen. Das Problem Alkohol sei „jetzt vom Tisch", das sei „eine reine Willenssache". Er sei jetzt so weit, daß er wieder kontrolliert trinken könne. Anstoß zur Kurbehandlung war für ihn ein generalisierter Krampfanfall in Zusammenhang mit einer Entzugssituation.

Sein Elternhaus hatte der Indexpatient mit 18 Jahren verlassen: „Wir sind alle früh raus, weil wir wenig Platz hatten." Zu den noch lebenden Mitgliedern seiner Familie bestehe wenig Verbindung. Auch die Ablösung seiner Kinder sieht er im

Zusammenhang mit dem Wohnraum (67 m²): „Wenn wir eine größere Wohnung hätten, würde der ältere Sohn länger bleiben."

Die Ehefrau berichtet zu ihrer Herkunftsfamilie, daß sie mit 15 Jahren aus dem Elterhaus gegangen und berufstätig geworden sei. Obwohl sie von allen Geschwistern am weitesten entfernt wohne, habe sie mehr Verbindung zur Mutter als die anderen Geschwister. Seit 5 Jahren ist die Ehefrau voll berufstätig.

Der Alkohol war für den Indexpatienten zu einem Zeitpunkt der Familiengeschichte zum Problem geworden, als der erste Sohn seine Lehre begann und der zweite gerade in die Pubertät kam. Zur gleichen Zeit war der Vater durch die Arbeitsmarktsituation arbeitslos geworden und war fast 2 Jahre mehr oder weniger zu Hause. Er versorgte in dieser Zeit den Haushalt und die Kinder, konnte durch handwerkliche Arbeiten das Einkommen der Familie aufstocken.

Vor der Alkoholismusphase sei die Beziehung zwischen dem Vater und den Söhnen „wunderbar" gewesen, erinnert sich die Mutter. In der Folge bildeten die Kinder mit der Mutter „eine Front" gegen den Indexpatienten und unterstützten die Scheidungsabsichten der Ehefrau nach anfänglichen Tränen verständnisvoll. „Der Unfall [epileptische Reaktion] kam damals wie gerufen, ich weiß nicht, wie lange sich das sonst noch hingezogen hätte" erinnert sich die Ehefrau. Der Indexpatient lebte daraufhin schlagartig abstinent, auf gleiche Weise habe er auch früher das Rauchen aufgeben können. Sein älterer Sohn habe ihm das zunächst nicht zugetraut, sei jetzt aber überzeugt, daß der Vater es geschafft habe.

Standardfrage 1: Um eine größere Wohnung und einen Arbeitsplatz für den Vater würden sich alle Bemühungen konzentrieren, seit das Alkoholproblem sie nicht mehr beschäftige.

Standardfrage 2: Alle sind sichtlich bewegt von dieser Frage. Der jüngere Sohn beginnt: „Ich könnte mir das gar nicht vorstellen. Er würde uns sehr fehlen." Der ältere meint ernst: „Es müßte gehen." Alle nehmen an, daß die Mutter noch einmal heiraten würde.

Beim Hausbesuch 10 Monate später zeigt sich folgender Entwicklungsstand: Die Familie lebt weiterhin in einem Haushalt zusammen. Der Indexpatient hat seit 3 Monaten wieder einen Arbeitsplatz. Die Eltern haben die bisherige Mietwohnung als Eigentumswohnung erworben. Während der ältere Sohn seine Lehre fortsetzt, wiederholt der jüngere Sohn wegen Leistungsmangel eine Schulklasse. Beide Kinder streben stärker nach draußen, seien jeden Abend im Haus der Jugend und nähmen gern an Jugendfahrten teil. Die Mutter bedauere dieses und meint, es läge am fehlenden Platz zu Hause.

Die Kinder meinen, die Eltern verstünden sich wieder besser und unternähmen wieder gemeinsame Tagestouren. Sie machen sich keine Sorgen über den Umgang des Vaters mit Alkohol. Der Indexpatient trinkt in der Familie und bei Besuchen keinen Alkohol, jedoch bei feierlichen Anlässen Wein. In der Teilnahme an einer Selbsthilfegruppe sähe er weiterhin für sich keinen Sinn, er wolle für sich keinen „Kult" aus der Alkoholfrage machen.

Zur Verknüpfung von Familien- und Alkoholismusgeschichte: Beide Ehepartner waren die jüngsten Kinder in ihren Herkunftsfamilien und hatten eine als früh erlebte Ablösung von ihrem „Nest" bewältigen müssen.

68   Ergebnisse

Zum Zeitpunkt der beginnenden Ablösungsschritte ihrer eigenen Kinder tritt der Alkoholismus (und das Arbeitsplatzproblem) des Vaters auf und bewirkt eine Umstrukturierung der Familie: Die üblicherweise zu diesem Entwicklungszeitpunkt sich stärker an den Vater anlehnenden Söhne bilden mit der Mutter „eine Front" gegen den Vater und müssen von dieser Position aus Stellung zum Vater beziehen. Auf diese Weise „trainieren" die Kinder notgedrungen innerfamiliär zunächst einen Ablösungsschritt vom Vater. Sobald dem Vater die Bewältigung des Alkoholproblems gelungen ist, unternehmen die Söhne weitere Ablösungsschritte, während die Eltern dies wohl dadurch anerkennen, daß sie ihr gemietetes „Nest" nicht – wie ursprünglich gedacht – vergrößern, sondern kaufen. Die sich ablösenden Söhne ermöglichen dem Ehepaar wieder mehr Raum und Zeit füreinander.

Die Prognose dürfte davon abhängen, wie sich das Ehepaar nach endgültiger Ablösung beider Kinder einrichtet. Daß sie dafür noch Zeit brauchen, deutet sich in ihrer Annahme an, daß der jüngere Sohn länger als der ältere bleiben werde. Damit würde eine „späte Ablösung" der jüngsten Generation auf das alte Thema einer „frühen Ablösung" der Eltern insofern hinweisen, als sie ihren Kindern diese Erfahrung ersparen möchten. In diesem Zusammenhang wäre dann das Ablösungstempo des jüngeren Sohnes zu sehen. Die Wiederholung einer Schulklasse könnte auf eine „Abbremsung" hinweisen und wäre hinsichtlich der Preise für den Betroffenen mit dem Alkoholismus des Vaters vergleichbar.

Familie 17

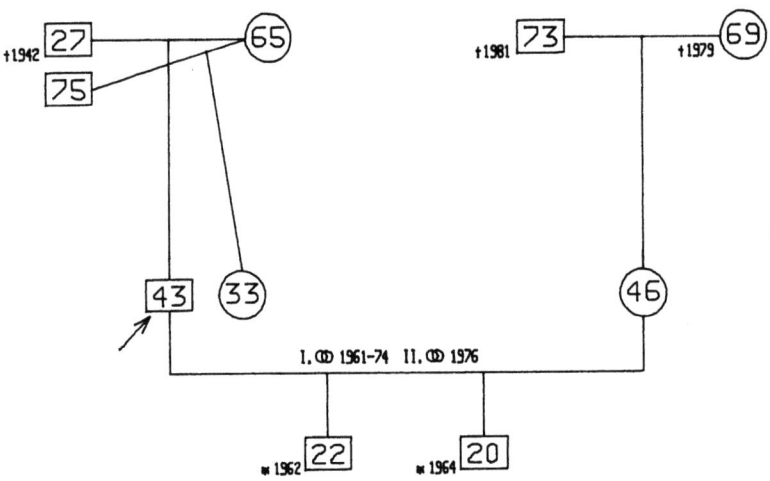

Abb. 18. Genogramm zu Familie 17 (Erklärung s. Abb. 1)

Der Indexpatient und seine Ehefrau nehmen seit 8 Jahren 1mal wöchentlich an Meetings einer Selbsthilfegruppe teil. Die Söhne besuchten anfangs auch 3 Jahre eine entsprechende Gruppe für Jugendliche, nehmen aber seitdem nicht mehr an Selbsthilfegruppentreffen teil.

Der Indexpatient hatte nach dem Tod seines Vaters vom 2.-9. Lebensjahr mit seiner Mutter allein zusammengelebt, bis diese dann zum zweiten Mal heiratete. Zu ihr stehe er auch heute noch in inniger Beziehung und besuche sie regelmäßig. Auch die Ehefrau stand, solange die Eltern lebten, lebhaft in Verbindung zu ihrem Elternhaus. Sie arbeitet im Unternehmen des Ehemannes mit. Der Indexpatient habe eine Entwicklung von Unselbständigkeit zu Beginn der Ehe zur heutigen größeren Selbständigkeit seiner Frau wahrgenommen. Er hatte den Alkoholkonsum kurzfristig jeweils nach der Geburt eines Kindes gesteigert. Angedrohte Scheidungen drängten den Alkoholkonsum aber immer wieder so weit zurück, daß keine weiteren Probleme damit verbunden waren. So war der Indexpatient bis zu der Zeit, als beide Kinder in die Pubertät kamen, voll in Familie und Ehe integriert. Dann aber brachte er sich durch zunehmenden Alkoholkonsum so weit ins Abseits, daß ihn auch Scheidungsdrohungen nicht mehr aufhalten konnten.

Zwischen dem Vater und den Söhnen häuften sich aggressive Auseinandersetzungen. Beide Söhne, besonders der jüngere, rückten näher zur Mutter, der ältere übernahm die Position des „Mannes im Hause". Beide Söhne hätten den durch Alkohol ausgefallenen Vater sehr vermißt und dies durch außerfamiliäre Unternehmungen auszugleichen versucht. Der ältere schloß sich Unternehmungen mit Freunden an, der jüngere wurde im politischen Bereich aktiv.

Die Ehefrau habe sich „zwischen Kindern, Mann und Alkohol im Kreise gedreht" und gedacht, sie sei „an allem schuld". Auf ihre Initiative hin schlossen sich erst der Indexpatient und dann auch sie einer Selbsthilfegruppe an. Seitdem lebt der Indexpatient abstinent.

Der ältere Sohn arbeitet im Unternehmen des Vaters und möchte bald von zu Hause ausziehen. Er hat sich kürzlich von einer Freundin getrennt. Zwar besteht eine Vereinbarung, daß er von seinem Verdienst zu Hause einen Betrag abgibt, aber er verbrauche den Verdienst ganz für sich selbst. Er habe „ein bißchen Schwierigkeiten im Geldumgang". Dagegen gibt der jüngere Sohn (Lehre) seinen Betrag zu Hause ab. Er hat ebenfalls z. Z. keine Freundin.

Standardfrage 1: Alle schließen sich der Meinung des Vaters an, daß Gesellschaftsspiele, Videofilme, politische Diskussionen und gemeinsame Essen das Thema Alkohol ersetzen könnten.

Standardfrage 2: Beide Söhne reagieren zunächst sichtlich betroffen, meinen dazu aber: „Man müßte eine Lösung finden, das Leben muß weitergehen." Sie würden dann eher aus dem Hause gehen. Sie sorgen sich aber um die Mutter, für die dann „eine Welt zusammenbrechen" würde. Der Indexpatient gibt an, daß der jüngere Sohn länger bei der Mutter bleiben werde, die sich „bestimmt" einem neuen Lebenspartner zuwenden würde.

Beim Hausbesuch 6 Monate später zeigt sich folgender Entwicklungsstand: Der älteste Sohn ist inzwischen in eine nahegelegene, eigene Wohnung umgezogen und hat eine neue Freundin. Er sei selten im Elternhaus. Die Mutter habe erkennbar traurig auf den Auszug des Sohne reagiert.

Der jüngere Sohn ist durch Sport, Tanz und politische Aktivitäten mehr außer Haus. Er mußte wegen „Alkohol am Steuer" seinen Führerschein kurzfristig abgeben.

Die Ehefrau steht mit der Schwester des Indexpatienten beratend und helfend wegen deren Sorge um einen Sohn in Verbindung. Alle 3 Wochen ist dieser Neffe Gast in der Familie.

Das Ehepaar hatte keine Trennungsabsichten. Nach dem Auszug des Sohnes steigerten die Eltern zeitweilig ihre Teilnahmefrequenzen an den Meetings und nehmen jetzt in alter Regelmäßigkeit teil. Zusätzlich beteiligt sich der Indexpatient stärker an der organisatorischen Mitarbeit der Selbsthilfegruppenbewegung. Er lebt weiterhin streng abstinent.

Zur Verknüpfung von Familien- und Alkoholismusgeschichte: Zwei Klammern halten die Familienmitglieder zusammen: das Unternehmen des Vaters und das Thema Alkohol.

Zur Zeit sind im Unternehmen der Indexpatient, der ältere Sohn und die Ehefrau und im Hause der Indexpatient, die Ehefrau und der jüngere Sohn beisammen.

Die Geburten wirkten wie Auslöser für eine Steigerung des Alkoholkonsums beim Indexpatienten und hatten schließlich zur Folge, daß er zeitweilig wieder in sein Elternhaus zurückzog. Dies allerdings zu einem Zeitpunkt, zu dem seine pubertierenden Söhne ihn stark vermißten. Dennoch behielten die Ehepartner sich weiterhin im Blickfeld. Vielleicht konnte der Indexpatient sich nur dadurch der Sorge seiner Ehefrau versichern, daß er selbst „Sorgenkind" wurde. Die Scheidungsschritte hatten erfolgreiche, erzieherische Wirkung bezüglich des Alkoholkonsums. So scheinen 3 Kinder/Männer um die Fürsorge einer Mutter/Ehefrau konkurriert zu haben, die ihrerseits gern umsorgen möchte und ihre Erfahrung jetzt einen neuen Sorgenkind im Verwandschaftskreis zukommen lassen möchte. Andererseits sind die beiden Kinder in Sorge um die Ehe der Eltern, obwohl diese sich z. Z. nicht mit Scheidungsabsichten tragen. Diese Sorge könnte besonders den jüngsten, sehr mit der Mutter verbundenen Sohn dazu veranlassen, seine Schritte in ein eigenes Leben zu verzögern. Ob er unter diesem Aspekt den Alkohol als integrierendes Moment in die nächste Generation übernehmen oder der „Alkohol am Steuer" eine Jugendsünde bleiben wird, muß der weitere Verlauf zeigen. Für eine „trockene" Übernahme des Alkohols könnte ihm der Vater als Vorbild dienen, d.h. der Sohn würde durch erneute Teilnahme an einer Selbsthilfegruppe seine Abstinenz erhalten.

Familie 18

Der Indexpatient hatte sich vor 4 Jahren einer Selbsthilfegruppe angeschlossen, wurde rückfällig, wechselte in eine andere Selbsthilfegruppe und ist seit 1½ Jahren trocken. Die Ehefrau nimmt ebenfalls und häufiger an einer Angehörigengruppe teil.

Beide Ehepartner stammen aus alkoholischen Familiensystemen. Da seine Mutter der Heirat ablehnend gegenüber gestanden und weil „sie uns Schlechtes gewünscht" hatte, hätten er und seine Familie den Kontakt zu ihr abgebrochen. „Ich glaube, das war reine Eifersucht, weil ich ihr den Sohn genommen habe", meint die Ehefrau dazu. Über seine Schwester sei er über das Befinden der Mutter orientiert. Von seinem gefallenen Vater besitze er kein Bild und könne sich keine Vorstellung von ihm machen. Er hatte von Kind auf die Haushaltskasse durch Schrottsammeln

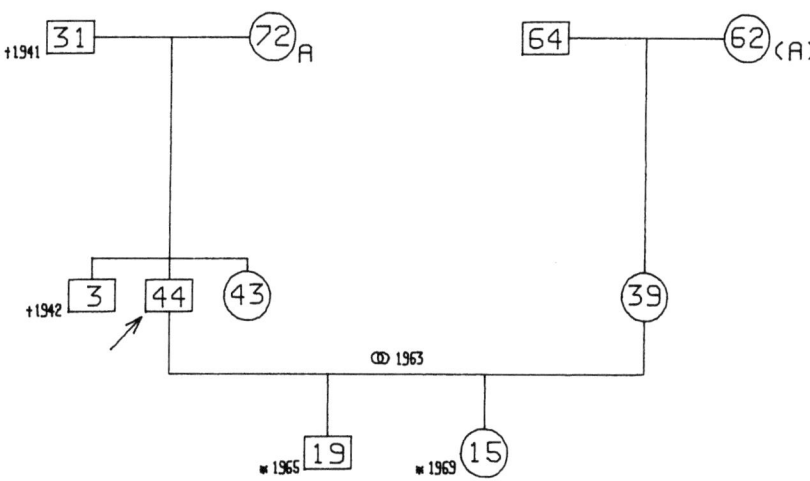

Abb. 19. Genogramm zu Familie 18 (Erklärung s. Abb. 1)

aufgebessert, während die Mutter sich viel in Wirtschaften herumgetrieben habe. Sie sei alkoholabhängig gewesen und jetzt vermutlich tablettenabhängig.

Dagegen habe er sich in der Familie seiner Frau wohlgefühlt und „die Schwiegereltern als Ersatzeltern voll akzeptiert". Zwischen den in der Nähe wohnenden Eltern der Ehefrau und der Familie bestehe lebhafter Kontakt. Ihre Mutter habe ihre Alkoholabhängigkeit allein bewältigt und sei jetzt trocken. Die Ehefrau leide wegen der Alkoholproblematik ihres Mannes seit 2 Jahren unter tagelangen Erschöpfungszuständen. Sie konsultiere seit 8 Wochen einen Psychiater und nehme Psychopharmaka.

Zum Problem war der Alkohol in einer Zeit der Familiengeschichte geworden, als der Sohn eingeschult und das zweite Kind geboren wurde. Der Vater ging damals einer Kundendiensttätigkeit im Außendienst nach. Im Laufe von 10 Jahren spitzte sich das Alkoholproblem so zu, daß die Ehefrau anläßlich eines Auffahrunfalls des Ehemanns erklärte, daß nun die Grenze erreicht sei und er sich zwischen dem Alkohol und ihr entscheiden müsse. Der Indexpatient meint, wenn er sich damals nicht einer Selbsthilfegruppe angeschlossen hätte, wäre seine Ehe zerbrochen. In der nassen Zeit solidarisierten sich die damals ebenfalls alkoholabhängige Schwiegermutter und der Indexpatient, so daß die beiden Familien 2 Subgruppen bildeten: die Schwiegermutter und der Indexpatient einerseits und der Schwiegervater, die Ehefrau und die Tochter andererseits. Der Sohn sei zwischen den beiden Subgruppen hin- und hergependelt, war sich viel selbst überlassen in der beginnenden Pubertät und nutzte die Vorteile beider Gruppen für sich aus. Fürsorgliches Zentrum für alle war die Ehefrau. Der Sohn geriet in dem entstehenden Freiraum zeitweilig „auf die schiefe Bahn". Wegen Autoknackerei erhielt er eine Jugendgefängnisstrafe auf Bewährung. Inzwischen entzog er sich dem damit verbundenen Milieu und machte eine Handwerkslehre. Er hat eine Brieffreundin in Skandinavien.

Die Tochter möchte mehr Selbständigkeit, als die Mutter ihr z. Z. aus Sorge um ihre Aufsichtspflicht zugestehe. Beide Eltern machen sich wegen ihrer Entwicklung

keine Sorgen, fürchten aber, daß der Sohn sich zu leicht beeinflussen und ausnutzen lasse. So rechnen sie - insbesondere die Mutter - damit, daß er sich später als die jüngere Schwester von zu Hause ablösen werde.
Den nächsten Urlaub wollen alle wie immer gemeinsam verbringen.

Standardfrage 1: Der Indexpatient und die Kinder sehen mehr gemeinsame Ausflüge, Reisen und das Bemühen um mehr Wohnraum (z. Z. 93 m²) an die Stelle des Alkoholthemas treten. Die Ehefrau äußerte sich nicht.

Standardfrage 2: Das Ehepaar stimmt darin überein, daß mehr Ruhe in die Familie einkehren würde. Beide Kinder meinen, wenn die Eltern sich trennten, würden sie früher das Elternhaus verlassen. Daß die Mutter noch einmal heiraten würde, nehmen beide nicht an.

Beim Hausbesuch 7 Monate später zeigt sich folgender Entwicklungsstand: Die Mutter des Indexpatienten ist verstorben. Der Indexpatient besucht die Meetings seltener, seit 8 Wochen gar nicht mehr. Er trinke wieder kontrolliert, da das Problemthema Alkohol für ihn nicht mehr existiere. An den Meetingabenden habe er sich oft vom Sohn zum Anschauen von Videofilmen hinreißen lassen. Auch die Ehefrau habe „mit dem Alkohol abgeschlossen". Sie besucht noch 2mal wöchentlich eine Angehörigengruppe und ist weiterhin in ambulanter psychiatrischer Behandlung. Ihre Hauptsorge seien die außerfamiliäre Kontaktarmut ihres Mannes und die Entwicklung des Sohnes, der sich „als Herr im Hause fühle", während er außerhalb der Familie „ganz allein in der Wüste steht". Nach dem Rückzug aus dem Autoknakkermilieu habe er noch keinen neuen Freundeskreis finden können, eine Freundin habe er nicht. Er bestand seine Gesellenprüfung, fand aber keinen Arbeitsplatz.

Die Tochter besucht weiterhin die Schule, hatte zwischenzeitlich einen Freund und macht den Eltern keine Entwicklungssorgen. Beide Kinder machen sich keine Sorgen bezüglich des Alkoholproblems und begrüßen es, daß die Mutter weniger oft an den Selbsthilfegruppentreffen teilnimmt.

Zur Verknüpfung von Familien- und Alkoholismusgeschichte: Das Familiensystem der Ehefrau versuchte, dem Familiensystem des Indexpatienten vermißte familiäre Geborgenheit und Zusammenhalt zu ersetzen, womit die Ehefrau eine primär fürsorgliche Rolle übernahm.

Im Verlauf der Familiengeschichte übten 2 abwechselnde Themen eine kohäsive Wirkung auf die Familie aus: das Alkoholproblem und die Entwicklung des Sohnes.

Die Einschulung seines Sohnes und die Geburt des zweiten Kindes stellten in den Augen des Indexpatienten die obengenannte Ersatzfunktion wieder infrage: das erste Kind tat seinen ersten Ablösungsschritt und die Ehefrau war durch das zweite Kind stärker absorbiert. Das aufkommende Alkoholproblem stellte dem Indexpatienten die Aufmerksamkeit seiner Ehefrau sicher und rückte ihn näher zu seiner - ebenfalls alkoholsüchtigen - Ersatzmutter (Schwiegermutter). Diese Entwicklung ging auf Kosten der Ehe und des Sohnes, der eine delinquente Entwicklung zu nehmen drohte. Zugleich bereitete er dadurch ein neues Sorgenthema für die Familie vor, das ihm nun seinerseits die Sorge der Eltern, besonders der Mutter, sicherstellte. Nach dem Tod der Mutter des Indexpatienten scheint das Pendel sich wieder zum Sorgenthema Alkohol zurückzubewegen. Der Sohn ist daran insofern aktiv beteiligt, als er den Vater von den Meetingabenden mit Videofilmen weglockte und mit ihm um die Rolle „des Herrn im Hause" konkurriert. Dadurch läuft er Gefahr, seinen Anschluß an Gleichaltrige zu opfern.

Die jüngsten Erschöpfungszustände der Mutter kündigen ein drittes Sorgenthema an, das die Familie so umstrukturieren könnte, daß Vater und Sohn sich stärker gemeinsam verselbständigen und die Mutter zum zentralen Sorgenthema wird. Inwieweit dies für die Entwicklung der nun heranwachsenden Tochter förderlich oder hemmend sein wird, wird der weitere Verlauf zeigen. Vielleicht gelingt es ihr, ohne ein Sorgenthema ihrer Verbundenheit zu der Familie Ausdruck zu verleihen.

Familie 19

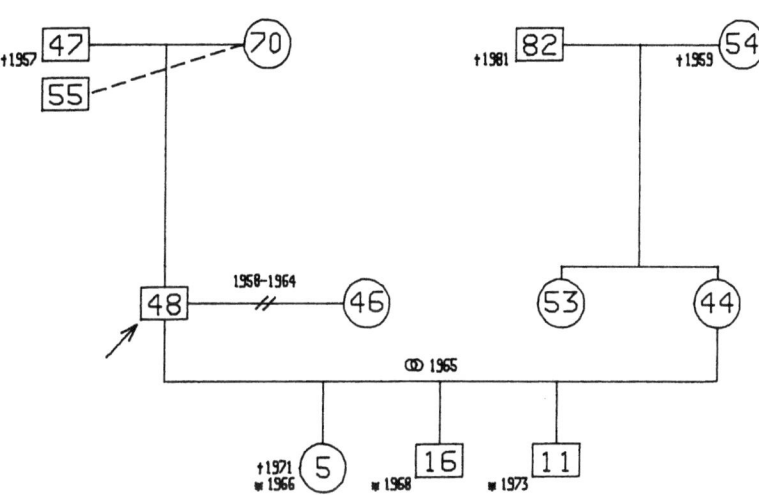

Abb. 20. Genogramm zu Familie 19 (Erklärung s. Abb. 1)

Der Indexpatient nimmt seit 6 Jahren an Meetings einer Selbsthilfegruppe teil und ist seither, abgesehen von seltenen, tageweisen Rückfällen, trocken. Parallel dazu nimmt die Ehefrau an einer Angehörigengruppe teil.

Die ca. 500 km entfernt wohnende Mutter des Indexpatienten sei sowohl gegen die erste als auch gegen die zweite, jetzige Eheschließung gewesen. „Am liebsten hätte sie ihn für sich gehabt und wenn schon Heirat, dann in ihrer Nähe", meint die Ehefrau dazu. Sie motivierte den Indexpatienten, wieder mehr Verbindung zu seiner Mutter aufzunehmen, nachder er deren Wohnort bei Geschäftsreisen jahrelang gemieden hatte. Ganz im Gegensatz dazu hatte die Ehefrau im Alter von 19 Jahren ihre Mutter durch Tod verloren und erlebt, daß dadurch ihre Familie auseinanderging. Beide Ehepartner arbeiten in dem selbständigen Unternehmen des Indexpatienten.

Die Ehefrau erinnert sich, daß Alkohol für ihren Mann schon eine wichtige Rolle spielte, als sie heirateten. „Aber ich erklärte es damals damit, daß er seine Scheidung verarbeiten mußte". Die Schwiegermutter sei dem Thema Alkohol durch Ignoranz ausgewichen. Sie hätte die Einsicht, einen alkoholabhängigen Sohn zu haben, als persönliches Versagen aufgefaßt. Entsprechend habe sie geglaubt, „ihn vor mir schützen zu müssen, da ich in ihren Augen der Grund für den erhöhten Alkoholkonsum ihres Sohnes war".

Die Alkoholsucht des Ehemannes hatte zwei durch die Ehefrau nicht mehr zu steuernde Phasen, die mit folgenden Ereignissen in der Familiengeschichte korrelierten: der Tod (Diabetes) des ersten Kindes und als die Söhne im Alter von 9 und 4 Jahren waren. Der in der Präpubertät stehende Sohn zog sich damals von beiden Elternteilen zurück und entwickelte früh Selbständigkeit im schulischen Bereich und bei Unternehmungen mit Gleichaltrigen, während der jüngere näher an die Mutter rückte. Die Mutter habe dem älteren „umsomehr mit meinen Klagen in den Ohren gelegen, je älter er wurde und versucht, ihn auf meine Seite zu ziehen, doch es gelang mir nicht, weil er seinen Vater auch gern hatte". Während dieser 2. Phase reichte die Ehefrau die Scheidung ein. Unter diesem Druck entschloß sich der Indexpatient zur Teilnahme an einer Selbsthilfegruppe. Beide Ehepartner sind heute der Meinung, daß der Indexpatient das Problem beherrsche.

Alle Familienmitglieder sind sehr aktive Mitglieder eines Sportvereins mit Trainingsterminen in der Woche und an den Wochenenden.

Standardfrage 1: Während der Indexpatient meint, das Thema Alkohol sei kein tagtägliches Thema, sehen die Mutter und die Kinder alle freiwerdenden Kräfte in den gemeinsamen Sport fließen.

Standardfrage 2: Scherzend meint der Indexpatient, daß er die Familie nur verlasse, um wieder zu trinken, sonst nicht. Die Ehefrau meint, daß Thema Alkohol sei dann für sie abgeschlossen, da es solange zu ihnen gehöre, wie sie mit ihrem Mann zusammenlebe. Sie würde dann einen neuen Anfang machen, evtl. auch mit einem neuen Partner. Der ältere Sohn nimmt an, daß es dann zwischen ihm und seiner Mutter „öfters krachen" werde, während die Beziehung zwischen dem jüngeren Bruder und der Mutter enger würde.

Beim Hausbesuch 6 Monate später zeigt sich folgender Entwicklungsstand: In der Zusammensetzung und der Organisation der Familie hat sich keine Änderung ergeben.

Der Sport und die Meetings nehmen nach wie vor einen festen Platz im Alltagsrhythmus der Familie ein: vier Abende in der Woche ist ein Elternteil dazu außer Haus. Der Indexpatient lebt weiterhin abstinent. Die Kinder wurden versetzt, der ältere Sohn habe noch keine Freundin, aber mehrere Freunde. Beide Kinder machen sich zwar wegen der Beziehung der Eltern untereinander Sorgen, nicht aber wegen des Themas Alkohol.

Zur Verknüpfung von Familien- und Alkoholismusgeschichte: In 2 Phasen der Familiengeschichte spielte der Alkohol die Rolle eines Distanzregulators: in dem Beziehungsfeld Indexpatient – Mutter – Ehefrau und in dem Beziehungsfeld Vater – Sohn – Mutter.

In der 1. Phase gab der Alkohol der Ehefrau Anlaß, sich einerseits unbeirrt und gegen die Bindungswünsche der Schwiegermutter für ihren Mann zu engagieren. Andererseits setzte sie sich für eine Wiederannäherung des Sohnes und der Mutter ein. So bewahrte sie ihren Mann vor dem Alkoholismus, ohne ihn von seiner Mutter zu trennen.

In der 2. Phase verhinderte der Alkohol die Entwicklung einer zu engen Mutter-Sohn-Verbindung, die als Reaktionsbildung auf den Tod des ersten Kindes verständlich gewesen wäre. Gleichzeitig ging damit eine Intensivierung der Beziehung zwischen der Mutter und dem jüngeren Sohn einher. So „wandert" die Fähigkeit der Ehefrau für eine starke Bindung vom Ehepartner über das erste (?) bis zum letzten Kind, wobei der Alkohol als „Schrittmacher" zu dienen scheint. Sollte der Indexpatient sich während der weiteren Ablösungsschritte der Kinder zu einem Rückfall entscheiden, würde dies der Mutter „helfen", als Ehefrau ihre Aufmerksamkeit wieder stärker dem Mann zu widmen.

Familie 20

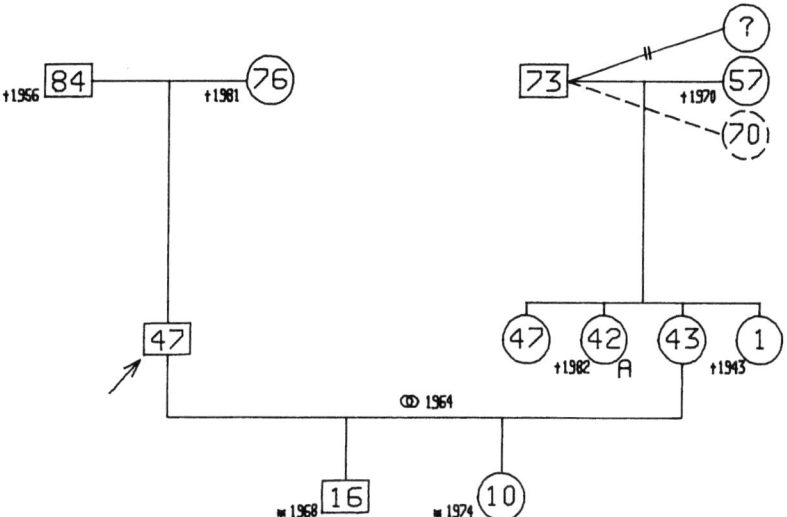

Abb. 21. Genogramm zu Familie 20 (Erklärung s. Abb. 1)

Der Indexpatient ist seit 8 Jahren Mitglied einer Selbsthilfegruppe. Parallel dazu nimmt seine Ehefrau an einer Angehörigengruppe teil.

Bis zu seiner Heirat im 28. Lebensjahr hatte er bei seinen Eltern gelebt. Zur Ehe seiner Eltern meint er rückblickend: „Die große Liebe war es nicht. So litt die Mutter nicht sehr, als ihr Mann starb."

Mit 14 Jahren habe der Indexpatient seinen ersten Rausch gehabt, eine wirkliche Rolle habe der Alkohol erst später während der Lehrzeit als Muntermacher vor Tanzvergnügungen gespielt. So war der Alkohol für ihn schon vor seiner Ehe mit Problemen in Form von Arbeitsplatzverlusten und Führerscheinentzug verbunden. Seine Mutter hatte ihm zwar Vorhaltungen wegen des Alkohols gemacht, hatte aber immer ein Bier für ihn im Eisschrank bereitstehen. „Für meine Mutter war ich kein Alkoholiker, sie wußte nicht, was das ist", erinnert sich der Indexpatient.

Auch die Ehefrau lebte bis zur Heirat bei ihren Eltern. Beide Herkunftsfamilien spielten in der Verlobungszeit insofern eine Rolle, als die Mutter des Indexpatienten gegen und die Eltern der Ehefrau für die Heirat der Kinder waren. Als sie schließlich heirateten, habe die Mutter den Indexpatienten der Schwiegertochter mit den Worten quasi übergeben: „So, nun hast Du ihn, ich konnte ihn nicht erziehen, jetzt versuch Du es!" Als es dann auch bei ihr nicht geklappt habe, sei die Mutter des Indexpatienten von beiden enttäuscht gewesen. Der Indexpatient begann seinen Alkoholkonsum zu einem Zeitpunkt der Familiengeschichte zu steigern, als das erste Kind 3 Jahre alt war. Seine Mutter hatte sich über dieses und das folgende Enkelkind sehr gefreut, hatte sie deshalb öfters besucht und die Enkelkinder reichlich beschenkt. In dieser Zeit sei das Familienleben durch mehr Außenkontakte (Feiern im Bekanntenkreis) bestimmt gewesen als in der nachfolgenden Zeit der Abstinenz. Da den Scheidungsdrohungen seiner Frau keine konkreten Schritte folgten, nahm er sie nicht ernst. Als er seinen langjährigen Arbeitsplatz zu verlieren drohte, fand er schließlich aus eigener Kraft zu einem Zeitpunkt Anschluß an einer Selbsthilfegruppe, als seine Kinder 8 und 2 Jahre alt waren. Seither ist der Indexpatient trocken.

Vom älteren Sohn wünscht der Vater sich mehr Aktivität außerhalb der Familie, er wolle ihn dazu aber nicht drängen. Die Eltern erklären sich das damit, daß der Sohn während der Alkoholphase den Vater sehr habe vermissen müssen und jetzt „nachhole". Er sei jetzt viel mit dem Vater zusammen, beide beschäftigen sich mit Computerprogrammen. Er habe einen Freund, der ihn manchmal mitzureißen verstehe, eine Freundin habe er noch nicht. Der Freundeskreis des Ehepaares besteht weitgehend aus den Mitgliedern der Selbsthilfegruppe: „Das einzige ist unsere Gruppe", meint der Indexpatient dazu.

Standardfrage 1: Die Eltern würden die freiwerdenden Kräfte in die Schul- und Berufsausbildung der Kinder stecken, um deren Zukunft zu sichern. Die Kinder äußern sich nicht zu dieser Frage.

Standardfrage 2: Am stärksten betroffen (Tränen) reagiert der ältere Sohn: er könne sich das gar nicht vorstellen. Die Ehefrau meint, es „würde erstmal so weitergehen". Der ältere Sohn nimmt im Gegensatz zum jüngeren Sohn und zum Indexpatienten an, daß die Mutter noch einmal heiraten würde.

Beim Hausbesuch 6 Monate später zeigt sich folgender Entwicklungsstand: In der Zusammensetzung und Organisation der Familie hat sich keine Änderung ergeben. Beide Ehepartner nehmen weiterhin 1mal wöchentlich und getrennt an einer Selbsthilfegruppe teil. Zusätzlich sind beide in der Öffentlichkeitsarbeit ihrer Selbsthilfeorganisation aktiv. Auch im Urlaub suchen sie Meetings auf und erlauben sich maximal 4 Wochen Fehlzeit von einer Selbsthilfegruppe.

Beide Kinder machen Fortschritte in der Schule und sind zufrieden mit der Art und Weise, wie die Eltern mit dem Thema Alkohol umgehen. Es gibt keinen Tropfen Alkohol im Hause, die Ehefrau verzichtet seit der Abstinenz des Indexpatienten ebenfalls völlig auf Alkohol. Als der ältere Sohn zweimal „mit einer kleinen Fahne" nach Hause kam, habe die Mutter besorgt und „hysterisch" reagiert, während der Vater das nicht so ernst genommen habe.

Zur Verknüpfung von Familien- und Alkoholismusgeschichte: Beide Ehepartner kamen aus alkoholischen Familiensystemen, waren als einziges bzw. jüngstes Kind lange ihren Eltern verbunden geblieben und wechselten von dort ohne Zwischenstation in die Gründung ihrer eigenen Familie über. So wechselte der Indexpatient in seine eigene Familie über, ohne daß er die Ansichten der Mutter zum Alkohol in Frage stellen mußte. Mit dem Wachsen seiner Familie und der Duldung der Ehefrau wuchs sein Alkoholkonsum. Erst als sein erster Sohn in die Präpubertät kam und das zweite Kind laufen lernte, entschied sich der Indexpatient, für seine Kinder als Vater mehr verfügbar zu werden. Der Preis dafür war u. a. eine verzögerte Entwicklung des älteren Sohnes außerhalb der Familie. Das Ehepaar fand eine stabile Lösung in Form eines festen Anschlusses an eine Selbsthilfegruppenorganisation. Ob der ältere Sohn unter dieser Konstellation beim Vater nachholen kann, was ihm abging, ohne den Anschluß an Gleichaltrige zu verlieren, wird auch von seinem Bemühen abhängen, zwischen Integrationswünschen der Familie und seinen Individuationswünschen Kompromisse zu finden. Solange die Eltern auch über die Ablösung der Kinder hinaus in der Selbsthilfegruppe fest integriert bleiben, bestehen für die Kinder günstigere Voraussetzungen als eine Generation vorher.

Zusammenfassung

Im Rahmen einer Dreigenerationenperspektive wurden 20 Familien mit dem Ziel interviewt, eine Erklärungsbrücke zwischen der Familiengeschichte und der Alkoholismusgeschichte zu konstruieren. Dabei interessierte besonders auch die Frage, in welcher Weise die Kinder und Jugendlichen in die Aufrechterhaltung des Alkoholismussystems eingebunden sind.

Aus Abb. 22 ist ersichtlich, in welcher Phase des Familienzyklus (in Anlehnung an Carter u. McGoldrick 1980) sich die Alkoholproblematik entwickelte. In unserer Stichprobe ist eine Konzentration (13 Familien) auf 3 Phasen (Pubertät, Adoleszenz, Ablösung) des Familienzyklus festzustellen, während das Alkoholproblem bei den restlichen 7 Familien in 4 frühere Phasen des Familienzyklus entwickelte. Dabei übernahmen der Alkohol bzw. der Indexpatient zwar auf verschiedene Weise (z. B. Distanzregulator zwischen Herkunfts- und Kernfamilie, konkurrierender Sorgenmittelpunkt, Sicherstellung der Zuwendung des Ehepartners, Spaltung enger Mutter-Kind-Beziehungen), aber stets mit dem gleichen Effekt die Rolle eines Reorganisators der Familie in der Form, daß die Kohäsion der nichtalkoholischen Fa-

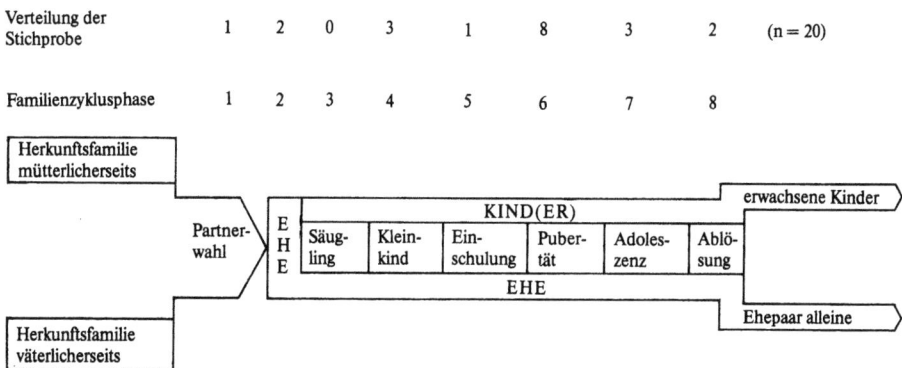

Abb. 22. Verknüpfung von Familien- und Alkoholismusgeschichte

78   Ergebnisse

milienmitglieder um den Preis der Isolation des Indexpatienten zunahm. So wirkte der Alkohol für einen Teil der Familie als „Bindemittel" und für einen anderen Teil als „Lösungsmittel".

In allen Familien war erkennbar, daß besonders die jüngeren Kinder (vor der Pubertät) nicht nur die direkten Alkoholismusfolgen, sondern v. a. die damit verbundene Umstrukturierung der Familie verarbeiten mußten. Ihre Solidarisierung („Front", „Geheimbund") - mit Ausnahme von Familie 11, in der der Indexpatient in der Kindergeneration lebt - mit einem und gegen den anderen Elternteil schloß für sie einen ähnlichen Loyalitätskonflikt, wie er für Scheidungskinder typisch ist, ein. In 11 Familien war das Thema Scheidung oder Trennung als Druckmittel, Ultimatum, zeitweilige oder letzte Lösung mit dem Thema Alkohol verknüpft. Ein Ehepaar (Familie 2) entschloß sich während des Beobachtungszeitraums zur Scheidung, ein Ehepaar (Familie 4) zur Trennung.

Mit zunehmendem Alter (16-27 Jahre) war in der Kindergeneration in 10 Familien (Familie 2, 3, 6, 7, 11, 12, 14, 16, 17 und 18) deutlich eine aktive Verstrickung im alkoholischen Familiensystem erkennbar in Form von anhaltend starker Solidarisierung mit einem Elternteil und Ablehnung des anderen Elternteils, Verlängerung der Ablösungsphase oder Entwicklung einer Sorgenkindrolle.

Keines der 39 Familienmitglieder in der Kindergeneration hatte eine psychiatrische Symptomatik entwickelt. Ein Jugendlicher (Familie 18) hatte zeitweilig eine delinquente Entwicklung genommen. Inwieweit die Wiederholung einer Schulklasse (Familie 14 und 16), kein(e) Freund(in) (Familie 1, 3, 6, 8, 11, 14 und 17), späte Ablösung (Familie 6, 9, 14 und 17), Arbeitslosigkeit (Familie 11, 14 und 18) oder Partnerprobleme (Familie 2) Preise der Kinder für längeres Verbleiben im alkoholischen Familiensystem darstellen, ist wegen einer fehlenden Vergleichsgruppe schwer zu beurteilen und wird nur durch den weiteren Entwicklungsverlauf Klärung finden. Bei allen Familien war ein meist von den Ehefrauen artikulierter starker Wunsch nach familiärem Zusammenhalt deutlich.

16 Indexpatienten lebten zum Zeitpunkt der 2. Untersuchung streng alkoholabstinent (s. Tabelle 4), davon werteten wir einen Indexpatienten als fraglich abstinent, da uns widersprüchliche Informationen vorlagen. 3 Indexpatienten tranken kontrolliert, d.h. mit ihrem Alkoholkonsum waren keine Probleme verbunden, einer war rückfällig geworden.

Die regelmäßige Teilnahme an Selbsthilfegruppen stellte bei den betreffenden 11 Familien ein strukturierendes Element im Alltag dar. In den übrigen 9 Familien nahm der Indexpatient an keiner Selbsthilfegruppe teil und war trocken bzw. trank kontrolliert.

5.3 Die Familienaufgaben - Auswertung und Interpretation

5.3.1 Vorgehen

Zur numerischen Auswertung der vorliegenden Raterbeobachtungsbögen wurden die Einschätzungen (von -2 bis $+2$) pro Skala (8) und pro Familie (20) mit den Zahlenwerten 1 bis 5 abgelocht. Die weitere Verrechnung erfolgte mit dem Programmpaket SPSS, Version 9 (Nie et al. 1975) und Update 7-9 (Nie u. Hull 1981).

Nach Überprüfung der Konzepttreue und der Reliabilität der Rater wurden pro Familie und pro Skala Mittelwerte über die Rater gebildet, die sog. Kriteriumswerte. Zur Beantwortung der Hauptfrage, ob sich aus den 20 Familien aufgrund der Skalenwerte Untergruppierungen zusammenfassen lassen, wurde eine Clusteranalyse gerechnet, deren Ergebnis einer Diskriminanzanalyse unterzogen wurde.

5.3.2 Ergebnisse des Ratings

Überprüfung der meßtechnischen Güte (Konzepttreue) der Ratingskalen

Zur meßtechnischen Überprüfung der Konzepttreue der Ratings und damit auch zur Ermittlung der internen Validität der Ratingwerte wurden die Differenzen (D) zwischen den Werten (X_k), die den Familien gemäß Konzept von den Experten zugeordnet wurden, und den Werten (x_r), die sie von den betreffenden Ratern erhielten, berechnet.

$D = x_r - X_k$ (vgl. Langer u. Schulz von Thun 1974, S. 141 ff.).

In der folgenden Tabelle werden die relativen Anteile der Übereinstimmungen der Rater mit den Konzeptwerten ($D = O$) über die 20 Familien dargestellt.

Wie aus Tabelle 6a hervorgeht, haben Rater 1 die höchsten und Rater 2 die niedrigsten Übereinstimmungen. Bei den Skalen zeigen Skala 5 die geringste und Skala 7 die größte Übereinstimmung mit dem Konzeptwert. Insgesamt ergab sich über alle Rater und alle Skalen eine Gesamtübereinstimmung von 55%.

Neben der relativen Übereinstimmung lassen sich auch die Abweichungen der Rater vom Konzeptwert (X_k) ermitteln. Als Differenzwerte geben Langer u. Schulz von Thun (1974) an:

ΣD^2 Summe der quadrierten Differenzen eines Raters von den Konzeptwerten,
$|\Sigma D|$ Betrag der einfachen Differenzen eines Raters von den Konzeptwerten,
G Gesamtabweichung eines Raters von den Konzeptwerten.

Tabelle 6. a Konzepttreue der Rater (Übereinstimmung)

Skala	Relative Übereinstimmung mit dem Konzeptwert in %			
	Rater 1	Rater 2	Rater 3	MW
1	70	35	55	53
2	55	40	70	55
3	65	40	55	53
4	45	55	60	53
5	45	50	50	48
6	60	60	50	56
7	50	75	60	62
8	75	40	60	58
Gesamt	58	49	57	55

Als kritische Grenzen für konzepttreues Rating geben sie an:

$$D^2 \leq n,$$
$$D \leq \frac{n}{3},$$
$$G \leq \frac{D^2}{n} \leq 1.$$

Der Rater sollte in der Regel nicht mehr als eine Skalenstufe am Konzept „vorbeiraten".

In Tabelle 6b werden die Abweichungswerte der Rater dargestellt. Aus den Ergebnissen können wir entnehmen, daß es zwar relativ häufig Abweichungen gab, die aber bis auf einen Fall (Rater 2, Skala 2) nicht mehr als eine Skalenstufe betrugen. Zusammenfassend kann man also sagen, daß sich die Rater hinsichtlich ihrer Abweichungswerte vom Konzeptwert konzepttreu verhielten.

Tabelle 6. b Konzepttreue der Rater (Abweichung)

Skalen	Kritische Werte	N	n	Rater		
				1	2	3
Skala 1	ΣD^2	3	20	6	16	13
	$\|\Sigma D\|$	3	20	6	14	11
	G	3	20	0,3	0,8	0,65
Skala 2	ΣD^2	3	20	12	21	6
	$\|\Sigma D\|$	3	20	10	15	6
	G	3	20	0,6	1,05	0,3
Skala 3	ΣD^2	3	20	7	12	12
	$\|\Sigma D\|$	3	20	7	12	10
	G	3	20	0,35	0,6	0,6
Skala 4	ΣD^2	3	20	17	12	16
	$\|\Sigma D\|$	3	20	13	10	7
	G	3	20	0,85	0,6	0,8
Skala 5	ΣD^2	3	20	11	10	10
	$\|\Sigma D\|$	3	20	11	10	10
	G	3	20	0,55	0,5	0,5
Skala 6	ΣD^2	3	20	14	8	10
	$\|\Sigma D\|$	3	20	10	8	10
	G	3	20	0,7	0,4	0,5
Skala 7	ΣD^2	3	20	19	14	14
	$\|\Sigma D\|$	3	20	13	8	10
	G	3	20	0,95	0,7	0,7
Skala 8	ΣD^2	3	20	5	12	11
	$\|\Sigma D\|$	3	20	5	12	9
	G	3	20	0,25	0,6	0,55

Raterübereinstimmung (Reliabilität)

Für die Bestimmung der Interraterreliabilität wurde der Konzeptwert als 4. Rating mit in die Ausgangsdaten einbezogen.

Zur Schätzung der Raterreliabilität wurde wegen Bedenken hinsichtlich der Normalverteilung der Daten und der Skalenstufenqualität ein varianzanalytisches Modell verwendet, das nur Rangdatenqualität voraussetzt.

Mit dem SPSS-Program-Reliability wurde eine zweifaktorielle Varianzanalyse (1. Faktor: Familien, 2. Faktor: Rater) für Rangdaten nach Friedman gerechnet. Für die Konstruktion eines Kriteriumwertes wurden über die 4 Ratingwerte (pro Familie und pro Skala) Mittelwerte berechnet. Im folgenden werden die Ergebnisse der Varianzanalysen mit 4 Ratings verkürzt wiedergegeben (Tabelle 7).

Dieses Ergebnis ist nicht zufriedenstellend, es wurde jedoch darauf verzichtet, durch nachträgliche Zusammenfassung von Skalenstufen günstigere Ergebnisse zu erzielen. Da es sich hier um eine Pilotstudie handelt, wurde keine Skala aus der weiteren Untersuchung ausgeschlossen. Um die Abweichungen der Rater untereinander und in bezug auf die Familien differenzierter betrachten zu können, werden in Tabelle 8 die Standardabweichungen der 4 Ratings pro Familie und pro Skala dargestellt.

Es läßt sich erkennen, daß die Rater bei den Familien 6, 12 und 13 die geringsten und bei den Familien 5, 16 und 20 die höchsten Standardabweichungen aufweisen. Dies führt zu der Frage, ob ein Zusammenhang zwischen Familienstruktur und Raterabweichung bzw. -übereinstimmung bestehen könnte.

Raterübereinstimmung und Familienstruktur

Wir fragten uns, ob die 3 Familien (6, 12, 13) mit den geringsten Standardabweichungen Übereinstimmungen in ihrer Struktur zeigten, was auf einen Zusammenhang zwischen Familienstruktur und Übereinstimmungen bzw. Abweichungen zwischen den Beurteilungen der 3 Rater hinweisen könnte. Weiter fragten wir uns, bei welcher Art von Familien (5, 16, 20) es den Ratern schwerfiel, übereinstimmend dieselben Einschätzungen zu geben. Zur Beantwortung dieser Frage wurden die in Tabelle 9 aufgeführten Ratinamittelwerte für die Interpretation hinzugezogen.

Angesichts der Ratingmittelwerte konnten wir sehen, daß die Familien (6, 12 und 13) mit den geringsten Raterabweichungen auf den Skalen Mittelwerte erreichten,

Tabelle 7. Zweifaktorielle Varianzanalyse. Ergebnisse für den Faktor Rater

Skala	Q	Signifikanz (%)
1	4,23	n.s.
2	6,03	15
3	14,10	1
4	8,94	5
5	9,27	5
6	10,71	5
7	10,81	5
8	11,00	5

Tabelle 8. Standardabweichungen der 4 Ratings

Familie	Skalen								M
	1	2	3	4	5	6	7	8	
1	0,58	0,58	0,58	0,5	0,96	0	1,16	0,58	0,62
2	1,26	1,16	0	0,96	0,58	0,96	0	0	0,62
3	0,5	0,5	0,82	0,5	0,96	0,82	0,5	0,5	0,63
4	0,58	0,5	0,58	0	0,96	0,82	0,58	0,5	0,57
5	0,5	0,5	0,5	0,58	0,96	0,58	0,58	0,82	0,78
6	0	0	0,58	0,58	0	0,5	0,5	0,96	0,39
7	0,58	0,5	0	0,5	0	0,58	1,16	0,5	0,48
8	0,5	0,58	0,58	0	0,5	0	0,5	0,5	0,40
9	0,5	0,5	0,58	0	0,5	0,58	0	0,82	0,44
10	0	0,58	0,58	0,5	0,5	0,5	0,5	0,96	0,52
11	0,5	0,96	0,5	0	0,58	0,58	0,82	0,5	0,56
12	0,58	0	0	0,5	0,5	0	0,5	0,58	0,33
13	1,16	0	0	0,5	0	0	0	0,5	0,27
14	0,82	0,5	0,58	0,5	0,5	0,5	1,16	0	0,57
15	0	0,5	0,5	0,96	0,58	0,5	0,5	0	0,44
16	0,58	0,5	0,5	1,5	0,5	0,5	1,0	0,5	0,69
17	0,58	0,5	0,5	0,85	0,82	0,82	0	0,5	0,57
18	0,58	0,58	0,58	0,5	0	0,58	0,5	0,5	0,47
19	0,58	0,96	0,58	0,5	0,5	0,5	0,5	0,5	0,58
20	0,5	1,0	0,82	0,5	0,58	0,96	0,5	0,82	0,70
M	0,54	0,5	0,47	0,52	0,52	0,5	0,77	0,53	0,55

Tabelle 9. Raterübereinstimmung und Familienstruktur

Familie	Skalen							
	1	2	3	4	5	6	7	8
6	2,0	2,0	1,5	4,5	4,0	1,75	1,75	2,75
12	4,5	5,0	1,0	1,25	1,25	2,0	3,75	1,5
13	3,0	5,0	1,0	1,25	1,0	2,0	4,0	1,75
5	2,25	2,25	2,25	3,5	3,25	2,5	3,5	3,0
16	3,5	3,75	1,75	2,25	2,25	1,75	2,5	3,25
20	1,75	3,5	2,0	3,25	2,5	2,25	4,75	3,0

die eher in den Extrembereichen lagen. Dies gilt besonders für die Skalen 1–4. Allen 3 Familien ist der niedrige Mittelwert auf Skala 3 gemeinsam. Diese Familien wurden von den Ratern als „rigide" bis „sehr rigide" in ihren Verhaltensmustern eingeschätzt. Wir können vermuten, daß es für die Rater offensichtlich leichter war, Familien mit einem eher eingeschränkten und reduzierten Verhaltensrepertoire übereinstimmend einzuschätzen, da die Verhaltensmuster dieser Familien nicht so viele Interpretationsmöglichkeiten boten.

Die Familien (5, 16 und 20) mit den größten Raterabweichungen weisen weit weniger extreme Werte auf. Ihre Mittelwerte sind im mittleren Skalenbereich angesiedelt. Sie wurden von den Ratern somit als zwar „flexibler" als die anderen Familien beschrieben, liegen jedoch weiterhin im Bereich von „leichter Rigidität". Ihr Verhaltensrepertoire bietet größere Interpretationsspielräume, sie können aber auch nicht eindeutig den Familien, die eindeutig den mittleren Skalenbereich vertreten, zugeordnet werden. Die Bewertungen der Rater differieren hier am stärksten.

Zusammenfassend können wir die Annahme formulieren, daß sich die Rater in ihrer Bewertung um so einiger sind, je „rigider" die Familien sich verhalten. Bei zunehmender Flexibilität der Familien – wenn sie auch weiterhin im Bereich von „leichter Rigidität" liegen – weichen die Einschätzungen der Rater stärker voneinander ab. Mit anderen Worten: je größer die Variation der Familien auf den Skalen, desto kleiner die Streuung der Rater.

5.3.3 Versuch einer Gruppierung der Familien

Clusteranalyse

Um eine Antwort auf die Frage zu finden, ob sich innerhalb der 20 Alkoholismusfamilien aufgrund ähnlicher Merkmale Untergruppen zusammenfassen lassen, rechneten wir eine Clusteranalyse (Wishard 1982), und zwar hierarchisch nach dem Wardschen Algorithmus, ausgehend von der Matrix der quadrierten euklidischen Distanzen (Schuchard-Ficher et al. 1980). Nach Inspektion der Fehlerquadratsumme wurden die 4- und 5-Cluster-Lösungen aufgrund der vom Programm ausgedruckten Clusterdiagnostik auf ihre Brauchbarkeit hin überprüft: Mittelwert, Standardabweichung sowie F- und t-Werte. Die 5-Cluster-Lösung unterschied sich von der 4-Cluster-Lösung im Wesentlichen darin, daß 3 von 10 Familien aus dem Cluster II ein 5. Cluster bildeten. Sie zeichneten sich durch höhere Werte auf der Skala 1 (größere Verstrickung) aus. Wir sehen darin einen bedeutsamen Unterschied, der auf einen plausiblen Grund zurückzuführen ist: es handelt sich hierbei (Familien 4, 10 und 20) um Familien mit jüngeren Kindern, bei denen entsprechend ihrem Entwicklungsstadium stärkere Verstrickung funktional ist. Wir entschieden uns daher für die 4-Cluster-Lösung, in der diese 3 Familien mit den restlichen 7 zu Cluster II zusammengefaßt werden.

In den folgenden Tabellen sind die Mittelwerte (M) und die Standardabweichungen (SD) der 4-Cluster-Lösung in den 8 Skalen dargestellt.
Inhaltliche Beschreibung der Cluster: Zum Verständnis der Clusterprofile sei auf die unter 4.3.3 beschriebenen relevanten Merkmale zur Einschätzung von Familieninteraktion verwiesen. Die beiden vertikalen Linien in den folgenden Clusterprofilen (Abb. 23–26) bei Skalenwert 2,5 und 3,5 kennzeichnen den mittleren Skalenbereich.

Tabelle 10. Ergebnis der Clusteranalyse

Cluster	Anzahl der Familien	Familien (Code)
I	4	1, 12, 13, 16
II	10	2, 3, 4, 8, 9, 10, 14, 17, 19, 20
III	3	5, 11, 15
IV	3	6, 7, 18

84 Ergebnisse

Tabelle 11. Mittelwerte (M) der 4 Cluster in den 8 Skalen

Cluster	Skalen							
	1	2	3	4	5	6	7	8
I	3,88	4,56	1,31	1,88	1,56	1,93	3,31	2,25
II	1,83	3,95	1,78	1,55	2,38	2,43	4,18	2,35
III	2,00	2,58	2,42	3,42	3,75	2,58	2,75	2,92
IV	1,67	2,08	1,33	4,50	4,00	1,58	2,17	2,75
Gesamt M	2,35	3,29	1,71	2,84	2,92	2,13	3,10	2,56

Tabelle 12. Standardabweichungen (SD) der 4 Cluster in den 8 Skalen

Cluster	Skalen							
	1	2	3	4	5	6	7	8
I	0,75	0,59	0,38	0,95	0,55	0,13	0,69	0,79
II	0,44	0,63	0,34	0,56	0,58	0,37	0,55	0,63
III	0,25	0,29	0,29	0,63	0,66	0,14	0,75	0,14
IV	0,29	0,38	0,29	0,25	0,00	0,14	0,75	0,14
Gesamt SD	0,43	0,47	0,33	0,6	0,45	0,2	0,55	0,64

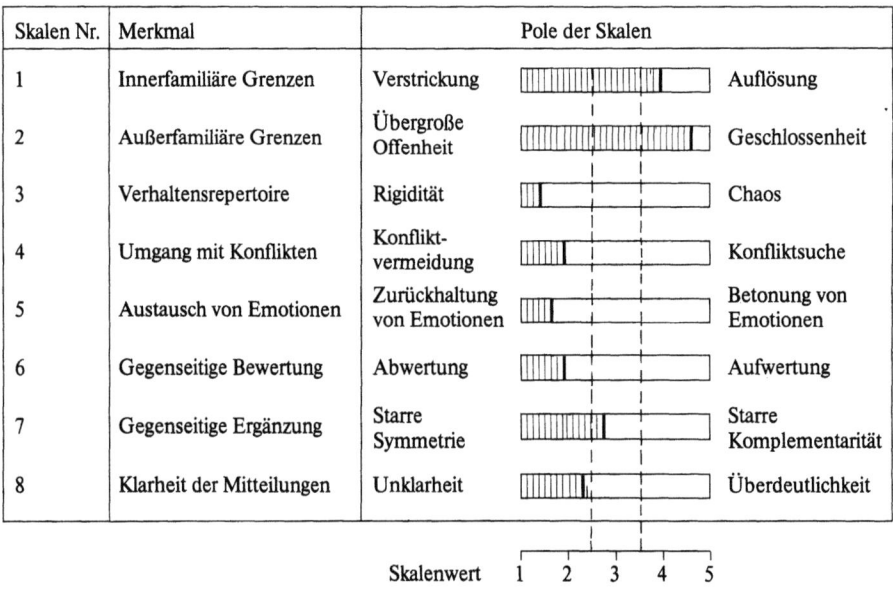

Abb. 23. Cluster I, Profil der Familien

Cluster I (s. Abb. 23)

Die 4 Familien (1, 12, 13, 16) von Cluster I lassen sich im Vergleich zur Gesamtpopulation der 20 Familien wie folgt beschreiben:

- Sie unterscheiden sich deutlich von den anderen Familien dadurch, daß die innerfamiliären Grenzen als los- oder aufgelöst gesehen werden. Die einzelnen Familienmitglieder sind stark voneinander abgegrenzt und lassen wenig Kontakt untereinander erkennen.
- Nach außen verhalten sie sich verschlossen, einhergehend mit einer Zurückhaltung von Emotionen und Konfliktvermeidung.
- In ihrem Verhaltensrepertoire sind sie eingeschränkt.

Deskriptive Ergänzung. Die Kinder dieser Familien befanden sich alle in der Phase der Adoleszenz. Sie verhielten sich etwas „bockig", abweisend und verschlossen. Auf Aufforderungen der Eltern hin blieben sie still oder verweigerten sich verbal. Offensichtlich handelt es sich um Jugendliche, die sich in der Ablösungsphase von den Eltern befanden. Sie streben nach Autonomie, wobei sie sich diese im Untersuchungssetting auf eine eher konfliktvermeidende Weise „ertrotzen". Das Interesse der Jugendlichen richtet sich von der Kernfamilie fort auf den außerfamiliären Peergruppenbereich. Es gibt wenig erkennbare innerfamiliäre Bindungen. Dagegen wissen wir aus inhaltlichen Darstellungen, daß die Kinder (mit Ausnahme von Familie 13) stark außerfamiliär orientiert sind. In der Untersuchungssituation zeigten sich die Familien eher verschlossen.

Aufgrund der Clusterbeschreibung und der deskriptiven Ergänzungen wählten wir für diese Gruppe von Familien die Bezeichnung „Familien in der Auflösung".

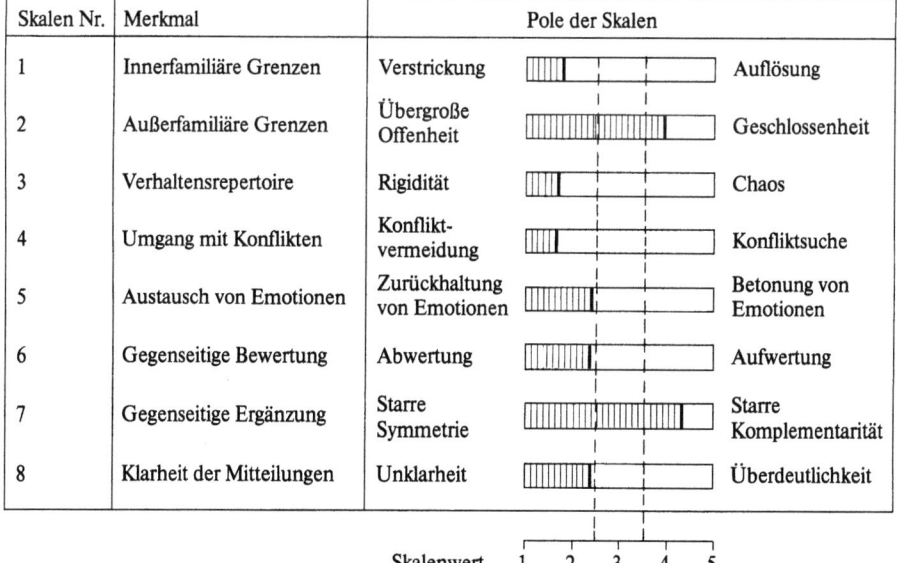

Abb. 24. Cluster II, Profil der Familien

86 Ergebnisse

Cluster II (s. Abb. 24)

Cluster II umfaßt eine Gruppe von 10 Familien (2, 3, 4, 8, 9, 10, 14, 17, 19, 20) und damit 50% der Gesamtpopulation. Sie lassen sich wie folgt beschreiben:

- Die Familien liegen überwiegend im mittleren und den unmittelbar angrenzenden Skalenbereichen.
- Innerfamiliär sind sie eher verstrickt, korrespondierend mit ihrem eher verschlossenen Verhalten im außerfamiliären Bereich.
- Sie sind konfliktvermeidend, in ihren Verhaltensmustern repetitiv, in ihrer Interaktionsstruktur eher komplementär.
- Austausch von Emotionen, gegenseitige Bewertung und Klarheit der Mitteilungen werden als adäquat eingestuft.

Deskriptive Ergänzung. Diese Familien neigen dazu, sich konfliktlos darzustellen und sich harmonisierend zu verhalten. Typisch waren Aussagen wie: „Familienstreit - wann haben wir uns mal gestritten?". Konfliktvermeidende Strategien waren z. B. transgenerationale Einmischungen (z. B. für jemanden sprechen), Gedankenlesen usw. Die Verstrickung in ihren Beziehungen war in der stark aufeinander bezogenen Kommunikation zu beobachten, die im Extrem bedeutete, daß die Familienmitglieder sich erst bei anderen absicherten, bevor sie etwas von sich gaben. Akzeptiert war ein ungefährlicher Meinungsaustausch auf komplementärer Grundlage.

Wir haben die Familien von Cluster II daher als „verstrickte und konfliktvermeidende Familien" bezeichnet.

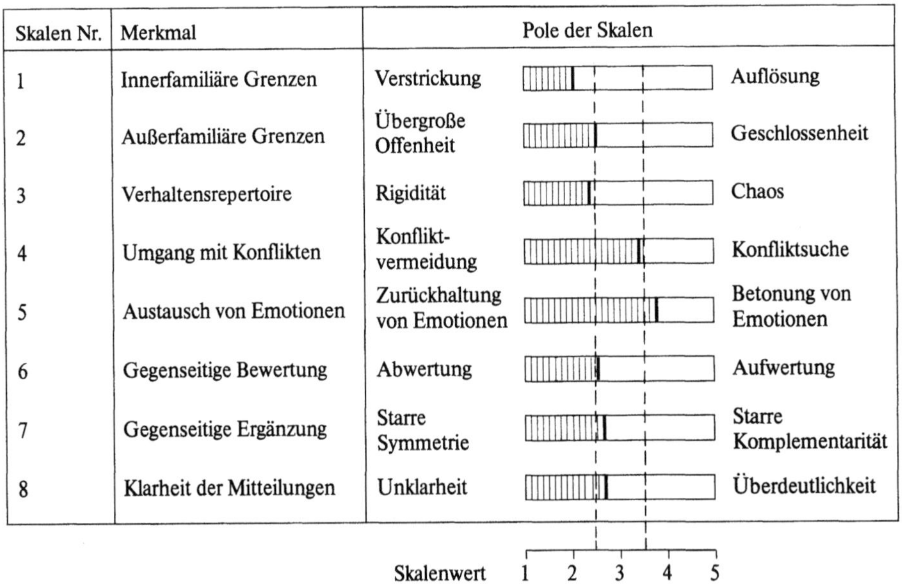

Skalen Nr.	Merkmal	Pole der Skalen		
1	Innerfamiliäre Grenzen	Verstrickung		Auflösung
2	Außerfamiliäre Grenzen	Übergroße Offenheit		Geschlossenheit
3	Verhaltensrepertoire	Rigidität		Chaos
4	Umgang mit Konflikten	Konfliktvermeidung		Konfliktsuche
5	Austausch von Emotionen	Zurückhaltung von Emotionen		Betonung von Emotionen
6	Gegenseitige Bewertung	Abwertung		Aufwertung
7	Gegenseitige Ergänzung	Starre Symmetrie		Starre Komplementarität
8	Klarheit der Mitteilungen	Unklarheit		Überdeutlichkeit
		Skalenwert	1 2 3 4 5	

Abb. 25. Cluster III, Profil der Familien

Versuch einer Gruppierung der Familien 87

Cluster III (s. Abb. 25)

Die Familien (5, 11, 15) von Cluster III lassen sich wie folgt beschreiben:

- Sie liegen mit ihren Skalenwerten - mit Ausnahme von 2 Werten - alle im mittleren Bereich.
- Die 3 Familien können als einzige in der Gesamtpopulation als flexibel in ihren Reaktionsmustern beschrieben werden, d. h. sie benutzen ein größeres Repertoire an Verhaltensweisen.
- Sie werden wie die Familien von Cluster II als leicht verstrickt eingeschätzt.
- Im außerfamiliären Bereich zeigen sie sich durchlässig.
- Sie können Konflikte austragen und emotional reagieren.

Deskriptive Ergänzung. Die Familienmitglieder können ihre Meinung vertreten, sich gegenseitig widersprechen, Konflikte bearbeiten und Lösungswege finden. Sie beziehen sich aufeinander und sind innerfamiliär engagiert. Gleichzeitig sind sie in der Untersuchungssituation offen und berichten auch von außerfamiliären Kontakten. Wir haben diese Familien als „flexible und offene Familien" bezeichnet.

Cluster IV (s. Abb. 26)

Die Familien (6, 7, 18) von Cluster IV lassen sich im Vergleich zur Gesamtpopulation wie folgt beschreiben:

- Ähnlich wie die Familien von Cluster I verteilen sich ihre Werte auf die ganze Breite der Skala. Sie haben ebenfalls einen Skalenwert im mittleren Bereich und einige im Extrembereich.

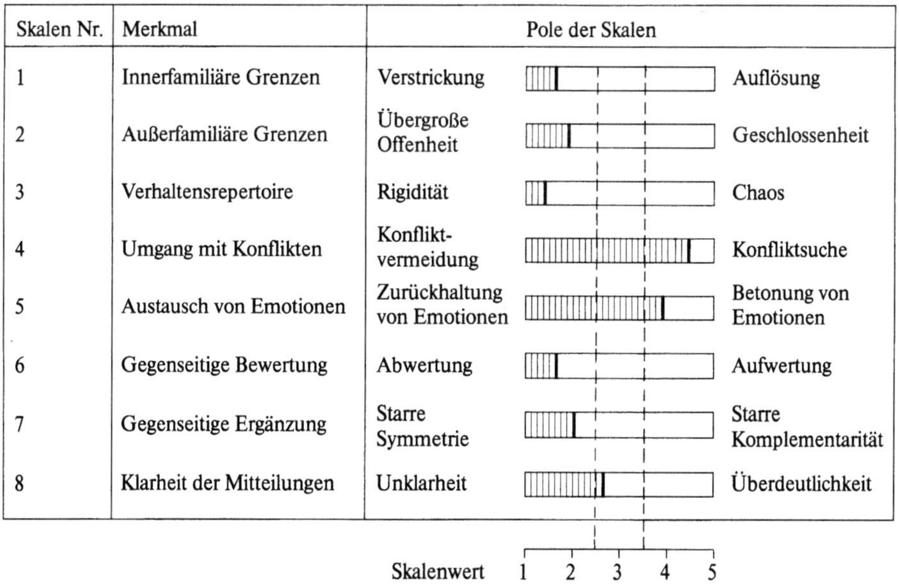

Skalen Nr.	Merkmal	Pole der Skalen		
1	Innerfamiliäre Grenzen	Verstrickung		Auflösung
2	Außerfamiliäre Grenzen	Übergroße Offenheit		Geschlossenheit
3	Verhaltensrepertoire	Rigidität		Chaos
4	Umgang mit Konflikten	Konfliktvermeidung		Konfliktsuche
5	Austausch von Emotionen	Zurückhaltung von Emotionen		Betonung von Emotionen
6	Gegenseitige Bewertung	Abwertung		Aufwertung
7	Gegenseitige Ergänzung	Starre Symmetrie		Starre Komplementarität
8	Klarheit der Mitteilungen	Unklarheit		Überdeutlichkeit
		Skalenwert	1 2 3 4 5	

Abb. 26. Cluster IV, Profil der Familien

88   Ergebnisse

- Auffallend ist der hohe Wert auf Skala 4 (Umgang mit Konflikten). Diese Familien können als konfliktsuchend beschrieben werden, worin sie sich von allen übrigen Familien besonders unterscheiden.
- Sie sind innerfamiliär sehr verstrickt, dabei zeigen sie sich nach außen offen.
- Die Konflikte der Familie werden stark von Emotionen begleitet und durch eine symmetrische Beziehung intensiviert.
- Im Rahmen dieser symmetrischen Beziehung operieren die Familienmitglieder mit gegenseitiger Abwertung.

Deskriptive Ergänzung. Diese Familien, die sich in Konflikte verstricken und „verclinchen", zeigen dabei ein hohes Maß an innerfamiliärem Engagement. Sie kommen zu keiner Lösung ihres Konflikts (symmetrische Beziehung), die Muster wiederholen sich während der gesamten Dauer der beobachteten Sequenz. Sie „beißen" sich sozusagen am Konflikt fest. Hierbei zeigten sie verdeckt oder offen transgenerationale Koalitionen. Wir haben diese Familien als „verstrickte Clinchfamilien" bezeichnet.

Zusammenfassend ist festzustellen, daß wir 4 unterschiedliche Cluster von Familien erhalten haben. Cluster I und IV weisen hauptsächlich Skalenwerte in Extrembereichen auf. Die Familien von Cluster III liegen ganz stark im mittleren Bereich und die Familien von Cluster II im mittleren und angrenzenden Wertebereich.

Diskriminanzanalyse

Um die statistische Relevanz der gefundenen Cluster zu überprüfen, führten wir eine Diskriminanzanalyse durch (Nie et al. 1975, S. 434ff.). Außerdem stellten wir Kreuztafeln auf und überprüften ausgewählte Sozialdaten in ihrer Verteilung auf die Cluster mit dem χ^2-Test. Folgende Sozialdaten wurden überprüft: Alter und Anzahl der Kinder, Alter der Eltern und Stadium der Alkoholbehandlung zum Zeitpunkt der Untersuchung. Dabei ergaben sich keine signifikanten Unterschiede.

Um die Gruppenunterschiede in den Interaktionsmerkmalen (Skala 1-8) beurteilen zu können, wurden zuerst univariate Statistiken berechnet. Mit Ausnahme von Skala 8 unterscheiden sich die 4 Cluster signifikant (s. Tabelle 13).

Um die statistische Relevanz der Gruppentrennung über alle Skalen insgesamt abschätzen zu können, stellt die Diskriminanzanalyse eine oder mehrere Diskriminanzfunktionen (s. Tabelle 14) auf und liefert statistische Kennzahlen, um die relative Bedeutung der Diskriminanzfunktionen erfassen zu können. Die Diskriminanzfunktionen können dabei als Dimensionen betrachtet werden, innerhalb derer mögliche Unterschiede zwischen den Clustern angesiedelt sind. Die erste Diskriminanzfunktion liefert diejenige Dimension, in der die Cluster maximal differenzieren, die zweite Funktion diejenige Dimension, in der die größten und nicht durch die erste Dimension erfaßten Gruppenunterschiede beobachtet werden können.

Die Diskriminanzanalyse ermittelt 3 Diskriminanzfunktionen (Tabelle 14, Teil a). Der 1. Diskriminanzfunktion kommt mit fast 63% Varianzanteil die größte Bedeutung für die Trennung der Cluster zu. Die 2. Diskriminanzfunktion erreicht nur noch 32% Anteil an der Gesamtvarianz. Die Hypothese gleicher Mittelwerte der Funktionen in den Clustern wird mit dem χ^2-Test (Tabelle 14, Teil b) überprüft. Prüfgröße ist Wilks' λ. Die ersten beiden Diskriminanzfunktionen sind hochsignifi-

Tabelle 13. Wilks' Lambda und univariate F-Werte

Skala	Wilks' Lambda	F-Wert	Signifikanz
1	0,22	19,38	0,1%
2	0,25	15,60	0,1%
3	0,41	7,64	1,0%
4	0,20	20,31	0,1%
5	0,25	16,11	0,1%
6	0,37	9,04	0,1%
7	0,35	9,85	0,1%
8	0,87	0,83	n.s.

Tabelle 14. Diskriminanzfunktionen

a) Funktion	Eigenwert	Varianzanteil in %	Kanonische Korrelation
1	14,460	62,98	0,97
2	7,41	32,27	0,94
3	1,09	4,75	0,72
b) Nach Extraktion von Funktion	Wilks' λ	χ^2	Signifikanz
0	0,004	78,47	0,1%
1	0,057	40,14	0,1%
2	0,478	10,33	10%

Tabelle 15. Varimaxrotierte standardisierte Koeffizienten der Diskriminanzfunktionen

Skala	Funktion		
	1	2	3
2	2,050	0,4531	0,2257
4	1,920	−0,3558	0,0481
1	1,239	0,194	−0,260
7	0,535	0,665	0,272
3	0,012	0,014	0,904
6	0,030	0,074	0,702

kant. Die 3. Diskriminanzfunktion ist zwar noch auf dem 10% Niveau signifikant, schöpft aber nur noch knapp 5% der Varianz aus.

Die Diskriminanzfunktion stellt eine gewichtete Summe der Ausgangsvariablen dar. Die jeweilige Gewichtung einer Variablen wird durch die Koeffizienten der Diskriminanzfunktionen (Tabelle 15) beschrieben. Hochgewichtete Variablen sind solche, bei denen v. a. Mittelwertsunterschiede zwischen den Kollektiven festgestellt werden können. Entsprechend richtet sich die inhaltliche Interpretation einer Diskriminanzfunktion nach den hochgewichteten Variablen.

Die 1. Diskriminanzfunktion wird charakterisiert durch die Skalen *2 (außerfamiliäre Grenzen), 4 (Umgang mit Konflikten)* und *1 (innerfamiliäre Grenzen).*

Die 2. Diskriminanzfunktion wird im wesentlichen durch Skala 7 *(gegenseitige Ergänzung)* gekennzeichnet.

Die 3. Diskriminanzfunktion wird durch die Skalen *3 (Verhaltensrepertoire)* und *6 (gegenseitige Bewertung)* gekennzeichnet.

Da die Gruppendaten der Clusteranalyse mit den gleichen Variablen gefunden wurden, läßt sich - wie erwartet - durch die Diskriminanzanalyse die Trennung der 4 Cluster bestätigen. Sie ist kein Beweis für die Güte der Clusteranalyse, sondern müßte an einer neuen Stichprobe hinsichtlich ihrer Brauchbarkeit überprüft werden.

5.3.4 Zusammenfassung

Die Untersuchung der Interaktionsmuster von 20 Alkoholismusfamilien mit Hilfe eines von uns entwickelten Familieninteraktionseinschätzungsbogens und durch 4 Rater hat gezeigt, daß sich innerhalb der 20 Familien 4 verschiedene Interaktionsmuster clustern lassen, die sich signifikant voneinander unterscheiden. Sie lassen sich als „Familien in der Auflösung", „verstrickte und konfliktvermeidende Familien", „verstrickte Clinchfamilien" und „flexible und offene Familien" beschreiben.

Die Ergebnisse zeigen, daß es nicht *die* typische Alkoholismusfamilie gibt, sondern daß der Alkoholismus integraler Bestandteil von Familiensystemen unterschiedlicher interaktioneller Muster sein kann.

6 Diskussion der Ergebnisse

Angesichts der schätzungsweise 1,8 Mill. Alkoholiker (Gerchow u. Schrappe 1980) in der BRD erscheint die Stichprobe von 20 Familien klein.

Da es in unserer Untersuchung aber nicht um eine statistisch abzusichernde Erkenntnisgewinnung über Ursache und Folgen des Alkoholismus, sondern darum ging, das bisherige Suchtmodell (Krankheit) um eine neue Perspektive (Familiensystem) zu erweitern, war die Stichprobe groß genug, als Pilotstudie zumindest weitere Forschungs- und Therapieschritte in diese Richtung zu rechtfertigen. Dabei wurde in Kauf genommen, daß andere wichtige Aspekte zum Phänomen Sucht wie soziale Lage, Frage der Vererbung, alkoholbedingte Folgeerkrankungen, Umwelteinflüsse usw. vernachlässigt oder außer acht gelassen wurden. Unter dem Aspekt einer Erweiterung der Sichtweise würde man durch die Hinzuziehung einer Vergleichsgruppe zwangsläufig zu der wenig fruchtbaren gruppentypologischen Aussage von „normalen" vs. „alkoholischen" Familien gelangen. Hier kommen wir wie Steinglass (1981) zu der Auffassung, daß Alkoholismusfamilien keine homogene Gruppe mit spezifischen Verhaltensmustern, sondern eine heterogene Gruppe darstellen.

Unsere Untergruppierung (Cluster) bekäme allerdings mehr Aussagegewicht durch die Hinzuziehung einer Vergleichsgruppe. So stellt unsere Untergliederung der 20 Familien in 4 Cluster mehr einen methodischen ersten Schritt dar, und wir müssen vorläufig die Frage offenlassen, welche Spezifität ihr zukommt.

An diesem Punkt unterscheiden sich unsere Ergebnisse von denen von Steinglass (1981), wenn man einmal unberücksichtigt läßt, daß sie auf unterschiedlichen methodischen Wegen gewonnen wurden.

Während Steinglass (1981) bei den von ihm untersuchten 31 Familien „phasensensitive Interaktionsmuster" für die trockene, nasse und Übergangsphase fand, die eine Voraussage über den Stand der Alkoholismusgeschichte erlauben sollen, konnten wir aus unseren Ergebnissen diesen Rückschluß nicht ziehen: die Interaktionsmuster der 6 bereits trockenen Familien und der 14 gerade in Kur befindlichen Familien unterschieden sich nicht signifikant.

Bestätigen können wir dagegen das Ergebnis von Steinglass (1983b), daß der Alkoholismus Familien insofern in bereits durchlaufene Stadien zurückzwingt, als sich besonders an der Gruppe der Jugendlichen unserer Stichprobe zeigte, daß sie Autonomieschritte zugunsten einer längeren „Nestphase" in der Familie zumindest zeitweise zurückstellten.

Der große Rekrutierungsaufwand dürfte Folge zweier Faktoren sein:

- Sucht man erhaltene Familien im Krankengut von *Suchtkliniken,* so wählt man zugleich ein Stadium in der Alkoholikerkarriere, in dem die Familie meist schon zerbrochen ist.

– Sucht man erhaltene Suchtfamilien im *Vorfeld* (d.h. bevor die Familie den Alkoholismus als Krankheit definiert und Hilfe aufgesucht hat), scheitert man an der Schwierigkeit der Diagnostiker, in diesem Stadium den Alkoholismus sicher zu identifizieren.

Eine Forschung (und Therapie) mit familienorientiertem Ansatz gerät also z.Z. noch in das Dilemma, daß ihrem Erkennen die im Vorfeld noch erhaltene Behandlungseinheit Familie „entwischt" und daß sie für die in den Suchtkliniken überwiegend schon zerbrochenen Familien zu spät kommt. Der Rekrutierungsaufwand müßte sich demnach verringern, wenn es schon im Vorfeld gelänge, den Alkoholismus sicherer zu diagnostizieren, z.B. aufgrund der bei den Familienmitgliedern auftretenden physischen und psychischen Reaktionen und der von uns beschriebenen Veränderung im familiären Interaktionsmuster (Kohäsionszunahme mit Frontenbildung).

Das wegen der Verbalisierungsfähigkeit aufgestellte Auswahlkriterium „mindestens ein Kind über 12 Jahre" hat vermutlich zu einer Stichprobe geführt, in der sich die Kindergeneration überwiegend in der Pubertät oder Adoleszenz befand. Entsprechend hoch ist der Anteil der Familien (6), bei denen die Alkoholismusphase des Indexpatienten mit diesem Entwicklungsstadium der Kinder zeitlich korreliert. Wir messen diesem Phänomen aber keinen zufälligen, sondern symptomatischen Charakter zu, da auch in den übrigen Familien der Alkoholismus mit Entwicklungsschritten der Kinder korreliert, die den familiären Zusammenhalt verändern können.

Weiterhin war unsere Stichprobe dadurch charakterisiert, daß alle Familien hinsichtlich der Alkoholismusgeschichte schon den entscheidenden Schritt gemacht hatten, nämlich den Alkoholismus als Krankheit zu definieren und folglich außerfamiliäre Hilfe in Anspruch zu nehmen. Somit befanden sich bis auf die Familien 2 und 4 (Rückfälle einschließlich Trennung des Ehepaares) alle Familien im Stadium des Überwindens einer „Krankheit". Unsere Erhebung der Familiengeschichte und der Alkoholismusgeschichte gleicht somit der Rekonstruktion eines überwundenen „Unglücks mit gutem Ausgang", was eine höhere Kooperation der Beteiligten zur Folge hat als während des Unglücksgeschehens selbst. Man könnte also sagen, daß die rekrutierte Stichprobe aus solchen Familien besteht, denen es mit Hilfe einer Kurklinik oder einer Selbsthilfegruppe gelang, trotz einer Alkoholismusphase die Familie zu erhalten. Dieses Argument entkräftet aber insofern nicht unser Ergebnis, als es uns nicht darum ging, in einem Ursache-Folge-Denkmodell die Folgen des Alkoholismus für die Familie zu untersuchen. Vielmehr ging es uns darum, auf der Basis eines system-(familien-)orientierten Denkmodells die erhaltenen Informationen so zu ordnen, daß das süchtige Verhalten den Stellenwert eines logischen Bausteins im Gesamtgefüge der Familie erhält. Unter diesem Gesichtspunkt kann sich „Rückfälligkeit" durchaus weiterhin als passendes „Puzzleteil" im „Familienbild" herausstellen – wie z.B. in Familie 2 und 4 – freilich mit dem für den Indexpatienten und die Angehörigen zu zahlenden physischen, psychischen und sozialen Preis.

Zur Verknüpfung von Familiengeschichte und Alkoholismusgeschichte:
An diesem Punkt unterscheiden sich unsere Ergebnisse von den wenigen anderen bisher vorliegenden Studien. Das „lebensgeschichtliche Modell der Alkoholismusfamilie" von Steinglass (1983b) stellt im Vergleich zu unserem Ergebnis 4 eher sta-

tisch anmutende Spätentscheidungsmuster dar, die die Familie findet. Dies ist teils Folge des bei Steinglass (1983b) zugrundeliegenden Denkmodells: Steinglass vollzieht den Schritt von der „Familie mit einem alkoholischen Familienmitglied" zum „alkoholischen Familiensystem" dadurch, daß das „alkoholische Familienmitglied" durch das „Problem Alkoholismus" ersetzt wird, für das die Familie eine Lösung sucht. Dies bewirkt u. E. ein Verharren im Ursache-Folge-Denken mit entsprechend statischen Ausgangslösungen. Zum anderen Teil ist dies Folge der Begrenzung des Betrachtungsausschnitts auf eine Generation – meist das Ehepaar – in den Untersuchungen von Steinglass et al. (1971a, 1975, 1977). Denn was wie ein Spätentscheidungsmuster für ein Ehepaar aussieht, kann bei Einschluß von deren Eltern und Kindern durchaus den Stellenwert einer Teilspielregel bekommen, an der mehrere Generationen beteiligt sind. Dagegen bestätigen unsere Befunde das von Steinglass (1983b) für das Spätlösungsmuster „stabil trockene Alkoholismusfamilie" beschriebene Phänomen, daß der Indexpatient zwar nicht mehr trinkt, das Thema Alkohol aber – z. B. durch regelmäßige Teilnahme an Selbsthilfegruppen – weiterhin das Leben der Familie strukturiert. Die – leere – Flasche steht sozusagen weiterhin auf dem Tisch des Hauses.

Die Untersuchungen von Wolin et al. (1979, 1980, 1981, 1984), die einen Zweigenerationenausschnitt wählten und den Alkoholismus als von Generation zu Generation „vererbbares" Ritual betrachten, werden von unseren Untersuchungen in 2facher Weise bestätigt bzw. ergänzt:

- Unsere Beschreibung der Kohäsionszunahme in der Alkoholismusphase kommt den „subsumptive families" bei Wolin et al. (1979, 1980) gleich, d. h. Familien, bei denen der Alkoholismus zum Familienritual geworden ist. Allerdings modifiziert unsere Dreigenerationenperspektive – insbesondere der Einfluß der jüngsten Generation – diesen Befund dahingehend, daß hier keine „transgenerationale Automatik" vorliegt, sondern jede neue Generation offensichtlich auch neue Alternativen hat.
- Die hohe Kooperationsbereitschaft der Familien und die geringe Rückfallquote von 2 Indexpatienten könnten insofern mit dem Forschungsprojekt selbst in Verbindung stehen, als die stattgefundenen und zukünftig geplanten Untersuchungstermine für die Familie Ritualcharakter bekommen haben: zu den Untersuchungsterminen versammelt sich jeweils die ganze Familie zu einer von den Forschern angeregten „Bestandsaufnahme" der Familiengeschichte und der Alkoholismusgeschichte. Hier kommt „Forschung" der „Therapie" von Familien gleich, in der bekanntlich Ritualverschreibungen (Selvini Palazzoli et al. 1977) Anwendung finden. Die geringe Rückfallquote bestätigt außerdem solche Untersuchungen (Meeks u. Kelly 1970; Moos et al. 1979; Scholz et al. 1982), die eine um so bessere Prognose für den Alkoholismus finden, je mehr der Indexpatient noch in sein familiäres Netzwerk integriert blieb.

Zum Rating. Bei den ausgewählten Ratern handelte es sich um versierte Familientherapeuten der „systemischen" Familientherapierichtung. Die Auswahl von Experten erschien uns erst als Vereinfachung des Ratingvorgangs. Nachträglich sind wir der Meinung, daß es ihnen schwerfiel, sich von ihrem systemischen Konzept auf ein strukturelles Konzept umzustellen. Dies wurde auch aus Bemerkungen der

Rater deutlich. Möglicherweise hätten ungeschulte Studenten eher entsprechend den Skalen und dem X_k-Wert geratet. Andererseits wäre es für in der Familientherapie unerfahrene Studenten eine große Anforderung, komplexe Interaktionsmuster einzuschätzen. Vorteilhafter wären deshalb bereits in der strukturellen Familientherapie geschulte Rater gewesen.

Der Länge der einzuschätzenden Videosequenzen kommt ein entscheidendes Moment zu. Mit der Länge der Videosequenzen nimmt die Wahrscheinlichkeit zu, daß die Rater sich eher auf unterschiedliche und im Gedächtnis gebliebene Ausschnitte der Interaktion als auf den Gesamteindruck beziehen. Unseres Erachtens liefern Skalen auch weiterhin ein brauchbares, allerdings noch verbesserungsfähiges Instrument zur Einschätzung von Familieninteraktion. Konzeptorientierte Auswahl der Rater, Verkürzung der Videosequenzen und Eichung der Skalen anhand von Videoausschnitten wären hier zu nennen.

7 Sucht im Kontext – Ein Konzeptentwurf

Ähnlich wie bei der Schizophrenie gibt es auch für das Phänomen Sucht verschiedene Erklärungsmodelle: als erblicher oder angeborener Defekt, als moralisches Vergehen, von der Norm abweichendes Verhalten, Ausdruck eines seelischen Konflikts usw. Diesen Erklärungsmodellen ist gemeinsam, daß sie das Individuum als Betrachtungseinheit gewählt haben und auf dieser Ebene verschiedene Teilaspekte beisteuern.

Der entscheidende Unterschied unseres Konzeptentwurfs liegt in der Wahl einer anderen Ebene, vergleichbar dem Schritt von der Ebene „Baum" zur Ebene „Wald". Nach Russels „Theorie der logischen Typen" (Whitehead u. Russell 1940) wählten wir also nicht die „Klasse" Individuum, sondern die „Klasse" System (Familie), d.h. ein Abstraktionsniveau, auf dem das Individuum Teil eines Ganzen ist. Es versteht sich also von selbst, daß die bisherigen, auf der Abstraktionsebene „Individuum" gewonnenen Erkenntnisse durch diesen Schritt nicht aufgehoben, sondern in einen weiteren Zusammenhang gestellt und durch andere, auf der Abstraktionsebene „System" gewonnene Erkenntnisse erweitert werden.

Wir möchten im folgenden versuchen, die bisher an der Untersuchungseinheit „Familie" gewonnenen Erkenntnisse in Thesenform mit unseren Ergebnissen so zu verbinden, daß ein für die weitere Forschung, Therapie und Ausbildung brauchbares Suchtkonzept zustande kommt.

1. Das „Alkoholismussystem" (Steinglass et al. 1971b, 1977): Alkohol nimmt im Leben der Familie eine Position ein, die ihm das Gewicht einer zentralen organisierenden Kraft verleihen kann, ähnlich einem Ritual und oft über Generationen hinweg (Wolin et al. 1979). Fast immer sind 3 Familiensysteme mit der Suchtproblematik verknüpft: die Herkunftsfamilien der beiden Ehepartner und die Kernfamilie.
2. Suchtfamilien wirken „familiensüchtig", d.h. sie reagieren besonders sensibel auf Irritationen (z.B. Heirat, Pubertät oder Auszugswünsche eines Kindes, Berufstätigkeit der Ehefrau) des gewohnten familiären Zusammenhalts. Matakas (1984) stellte fest, daß Alkoholiker eine überaus positive Einstellung zur Familie haben. Gelingt der Familie eine Einbeziehung dieser Irritationen in eine neugefundene familiäre Spielregel, kann der Alkoholismus überflüssig oder in einer neuen Weise integriert werden.
3. Kohäsion durch Selbstdestruktion: Der Symptomträger übernimmt es, bei einer auftretenden Irritation die Kohäsion der Familie dadurch zu „retten" (Welter-Enderlin 1982), daß er der Familie einen neuen Mittelpunkt (nämlich das Alkoholproblem) schafft, für dessen Beseitigung die Familie ihrerseits alle Kräfte aufbietet. Es bilden sich innerfamiliäre Fronten. Mit der Kohäsionszunahme korreliert eine Isolation des Indexpatienten in seiner Familie und der Familie in ihrer

Umwelt. Die Familie wirkt wie taub für außerfamiliäre Informations- und Hilfsmöglichkeiten, während der Symptomträger zunehmende gesundheitliche, berufliche und familiäre Preise für seinen „Opfermythos" (Welter-Enderlin 1982) zahlt. Die kohäsionsfördernde Bedeutung des Alkohols erscheint in der lebenslangen Teilnahme an Selbsthilfegruppen oder in den festen Vereinbarungen der Familie über den Umgang mit Alkohol wieder.
4. Scheidungsdrohungen und die Definition der Sucht als Krankheit sprengen der Familie neue Wege aus ihrer Isolation frei. Das Krankheitskonzept kann also nicht aufgegeben werden, sondern erhält im systemischen Konzept einen neuen Stellenwert.
5. Je mehr das Phänomen Sucht an Spezialeinrichtungen und spezielle Suchttherapeuten delegiert wird, desto weniger können die in den Familien vorhandenen Hilfsquellen genutzt werden, da die Familien meist zerbrochen sind, wenn der Indexpatient auf die spezialisierten Hilfen trifft.

8 Bedeutung der Ergebnisse

8.1 Forschung

Angesichts unserer Erfahrungen und Ergebnisse steht die weitere Forschung vor folgenden Aufgaben:
- Wie ist das Rekrutierungsproblem mit weniger Aufwand zu lösen?
  Die zunehmende Einbeziehung der Familie in Beratungsstellen und Fachkliniken wird die Rekrutierung von Familien zukünftig erleichtern.
- Ziel zukünftiger Forschung müßte die Informationsgewinnung *vor* Beginn einer Therapie sein, um die Familiendynamik noch in der Alkoholismusphase zu untersuchen. Solche Forschung wird in den Familien selbst stattfinden müssen (Steinglass 1979a).
- Weitere Untermauerung eines familienorientierten Suchtmodells durch Untersuchung größerer Stichproben und durch Längsschnittstudien.
- Die Erarbeitung von Kriterien für die Interaktionsbeobachtung und -einschätzung von Familien mit dem Ziel, sie für die Praxis in ähnlicher Weise handhabbar zu machen wie vorliegende Einschätzungsbögen für Alkoholiker.
- Effektivitätsstudien zur familienorientierten vs. individuumorientierten Therapie.
- Aufstellung von Indikationskriterien für stationäre und ambulante familienorientierte Behandlung.
- Statistische Erhebungen zur Frage der Alkoholikerprävalenz und deren Familiensituation in dafür nicht spezialisierten Praxen, Beratungsstellen und Kliniken.
- Untersuchungen über die Modellvorstellungen zur Sucht bei den Berufsgruppen der helfenden Berufe.

8.2 Therapie

Eine Nutzung der in einem familienorientierten Therapieansatz liegenden Möglichkeiten gelingt um so leichter, je früher das Suchtproblem *vor* einer entsprechenden Spezialeinrichtung erkannt und behandelt wird, denn bei deren Erreichen sind die familiären Bindungen meist schon zerbrochen. Dies würde von den helfenden Berufsgruppen (Ärzten, Psychologen, Sozialarbeitern) verlangen, daß sie auch dann nach einem familienorientierten Ansatz behandeln, wenn eine Sucht vorliegt, da sie süchtiges ebenso wie anorektisches, suizidales oder schizophrenes Verhalten als Teil eines familiären Beziehungsmusters betrachten. Für eine familienorientierte Suchtbehandlung bieten sich 3 Felder an:

1. Die ärztliche Praxis. Vor allem praktische Ärzte und Psychiater kommen durch Probleme infolge von Alkoholismus (z. B. Magenbeschwerden, Krankschreibungswünsche, erschöpfter Ehepartner) mit süchtigen Familiensystemen in Berührung. Mehr Fortbildung über familiendynamische Aspekte des Alkoholismus könnte hier helfen.

2. Kinder- und Jugendpsychiatrische Ambulanzen und Erziehungsberatungsstellen entdecken hinter dem angebotenen Problem (z. B. vernachlässigte oder mißhandelte Kinder, Einnässen, Inzest) oft Alkoholismus, erklären sich aber meist für eine „spezielle Suchtbehandlung" als nicht kompetent. Hier wäre eine exemplarische Anwendung familienorientierter Behandlung bei Sucht unter Supervision hilfreich.

3. Suchtberatungsstellen und Suchtfachkliniken. Wenn bei Erreichen einer speziellen Sucht-Einrichtung die familiären Bindungen meist schon zerbrochen sind, bedeutet dies nicht, daß an dieser Station eine familienorientierte Arbeit nicht mehr möglich ist. Aber Suchttherapeuten stehen vor der speziellen Situation, mit dem Indexpatienten oder einem anderen Familienmitglied erst einmal das Familiensystem rekonstruieren zu müssen, in das dessen Verhalten paßte, paßt und in Zukunft passen könnte. So befindet sich der Suchttherapeut in einer ähnlichen Situation wie ein Archäologe, der um eine Scherbe herum die passende Vase rekonstruiert.

Ist die Verbindung zum Familiensystem über ein peripheres Symptom oder den Indexpatienten erst einmal hergestellt, dann können sich *die ersten 3 Schritte einer familienorientierten Suchtbehandlung* anschließen:

1. Die Einbestellung der ganzen Familie. Damit kommt der „Therapie" eine ähnlich kohäsive Bedeutung wie der „Sucht" zu. Folglich kann der Therapeut in Konkurrenz mit dem Indexpatienten geraten. Nur durch Vermeidung jeder negativen Bewertung des Indexpatienten – auch wenn die Familie immer wieder dazu „einlädt" – wird es dem Therapeuten gelingen, weiteren Zugang zum Alkoholismussystem zu bekommen, denn durch negative Bewertung eines Familienmitglieds wird das Alkoholismussystem als Ganzes negativ (z. B. mit Abbruch) reagieren. Das Vermeiden jeder negativen Bewertung kommt auch dadurch zum Ausdruck, daß Therapiesitzungen trotz Alkoholisierung des Indexpatienten stattfinden können.
2. Der 2. Therapieschritt besteht im Herausfinden der Personenzahl, die an der „Spielregel" des Alkoholismussystems beteiligt ist. Eine graphische Hilfe dazu bietet das Genogramm (s. 4.1.1).
3. Der 3. Schritt dient dem Versuch, aus den gesammelten Informationen zur Familien- und deren Alkoholismusgeschichte eine Erklärungsbrücke zwischen diesen beiden Geschichten zu konstruieren. Eine graphische Hilfe dazu bietet Abb. 22.

Jenseits dieser ersten 3 Schritte einer familienorientierten Suchtbehandlung wird das weitere Vorgehen unterschiedlich sein. Ziel der Therapie ist nicht allein Nüchternheit, sondern daß die Familie eine „Spielregel" findet, die den Alkoholismus als zentrales und destruktives Organisationsprinzip in Zukunft erübrigt. Deshalb kommt der Einbeziehung der Kindergeneration eine große vorbeugende Bedeutung zu.

9 Zusammenfassung

Die vorliegende Arbeit stellt einen Versuch dar, das bisherige Suchtkonzept zu erweitern.
Dazu wurden als Untersuchungs- und Denkeinheit nicht – wie bisher – das Individuum (Patient), sondern das System (Familie) gewählt. Damit stand die Untersuchung vor 2 Aufgaben:

- erstmals im deutschen Sprachraum ganze Familien zum Thema Sucht zu untersuchen und
- eine geeignete Untersuchungsmethode zur Messung von Familieninteraktion zu entwickeln.

Von 1983 bis 1985 wurden 20 Familien im norddeutschen Raum beobachtet und nach einem Intervall von 6 bis 15 Monaten nachuntersucht. Die Familien rekrutierten sich aus 4 verschiedenen Suchtfachkliniken und aus Alkoholikerselbsthilfegruppen. Hauptauswahlkriterium war, daß die Familien noch mit Kindern in einem Haushalt lebten und daß ein Familienmitglied Alkoholiker (Indexpatient) war.

In 18 Familien war der Vater, in einer Familie die Mutter und in einer Familie ein Sohn Indexpatient. Das Alter der Indexpatienten lag zwischen 25 und 55 Jahren, das Alter in der Kindergeneration zwischen 8 und 27 Jahren.

Die Informationen wurden über 2 methodische Verfahren gewonnen:

- Durch ein halbstrukturiertes Interview nach den von Selvini Palazzoli et al. (1981) aufgestellten Prinzipien von Hypothetisieren, Zirkularität und Neutralität sollten Informationen mit dem Ziel gesammelt werden, für die Verknüpfung von Familiengeschichte und Alkoholismusgeschichte eine Erklärungsbrücke zu konstruieren.
- Familienaufgaben (Elbert et al. 1964), die der ganzen Familie zur Lösung vorgelegt wurden, sollten in standardisierter Form die Interaktion der Familie stimulieren. Durch 3 hierfür geschulte Rater und mit Hilfe einer von uns konstruierten Skala zur Einschätzung von Familieninteraktion sollte die Familieninteraktion ausgewertet und versucht werden, durch eine Clusteranalyse die Stichprobe in Untergruppen aufzuteilen.

Folgende Ergebnisse sind zu nennen:

- Ebensowenig wie es „den" Alkoholiker gibt, gibt es „die" Alkoholismusfamilie. Die hier untersuchten Alkoholismusfamilien stellen also eine heterogene Gruppe dar. Unsere Untergruppierung der Familien in 4 Cluster müßte durch Vergleichsgruppen erhärtet werden.
- Unsere Befunde bestätigen die anderer Forscher, wonach der Alkoholismus im

Leben der jeweiligen Familie die Rolle eines zentralen, organisierenden Prinzips, vergleichbar einem Ritual, einnimmt.
- Zwischen jeweiliger Alkoholismusgeschichte und jeweiliger Familiengeschichte läßt sich eine Erklärungsbrücke konstruieren, wenn man den Stand des familiären Lebenszyklus mitberücksichtigt:
In 13 Familien wurde der Alkoholismus zu einem Zeitpunkt zum Problem, als sich die Kinder in der Pubertät, Adoleszenz oder in der Ablösung befanden.
Die restlichen 7 Familien verteilen sich auf frühere Phasen des Familienzyklus.

Stets hatte der Alkoholismus den gleichen Effekt: Kohäsionszunahme der nichtalkoholischen Familienmitglieder um den Preis der Isolation des Indexpatienten verbunden mit einer Isolation der Familie von ihrer Umwelt.

Die Kinder standen mit zunehmendem Alter nicht nur vor der Frage, wie sie die innerfamiliären Spannungen (z. B. Frontenbildung, Scheidungsdrohungen) verkraften, sondern ob und wie sie selbst an der Aufrechterhaltung der „Spielregel" des Alkoholismussystems teilnehmen und sie in die nächste Generation übernehmen wollen. Außer einem Fall von delinquenter Entwicklung zeigten die Kinder und Jugendlichen erstaunlicherweise keine Verhaltensauffälligkeiten. Erstaunlich war auch die als überdurchschnittlich hoch einzuschätzende Kooperationsbereitschaft der teilnehmenden Familien. Bei der 2. Untersuchung gab es keine „Abspringer", alle Familien stimmten geplanten Nachfolgeuntersuchungen zu.

Aufgrund der eigenen und der wenigen vorliegenden Ergebnisse anderer Autoren wurde von uns ein familienorientiertes Suchtkonzept entwickelt, in dessen Mittelpunkt die Thesen stehen,

- daß sich süchtige Familien bei Irritationen (z. B. Pubertät, Auszugswünsche, Heirat usw.) der Familienkohäsion „familiensüchtig" zeigen, d.h. sehr sensibel darauf reagieren und
- daß der Indexpatient es in selbstdestruktiver Weise übernimmt, die Familienkohäsion zu „retten".

Es wurde aufgezeigt, daß ein familienorientiertes Suchtkonzept bisherige, am individuumorientierten Krankheitsmodell gewonnene Erkenntnisse nicht aufhebt, sondern in einen neuen Zusammenhang stellt. Abschließend wird die Bedeutung der Anwendung dieses familienorientierten Konzepts für die weitere Forschung und für die Therapie erläutert.

10 Literatur

Ablon J (1976) Family structure and behaviour in alcoholism: A review of the literature. In: Kissin B, Begleiter H (eds) The biology of alcoholism, vol 4. Plenum, New York, pp 205-239
American Medical Association (1956) Manual on alcoholism, Washington D.C.
Bacon D (1946) Sociology and the problems of alcohol. Foundations for a sociology study of drinking behaviour. Yale University Press, New Haven
Bailey M (1961) Alcoholism and marriage: A review of research and professional literature. QJSA 22: 81-97
Bateson G (1958, [1]1936) Epilogue 1958. In: Bateson G (ed) Naven. Stanford University Press, p 295
Bateson G (1972, [1]1935) Kulturberührung und Schismogenese. In: Ders. (Hrsg) Ökologie des Geistes. Suhrkamp, Frankfurt, S 99-113
Bateson G (1981, [1]1971) Die Kybernetik des „Selbst". Eine Theorie des Alkoholismus. In: Bateson G (Hrsg) Ökologie des Geistes. Suhrkamp, Frankfurt
Bateson G (1982, [1]1979) Geist und Natur. Eine notwendige Einheit. Suhrkamp, Frankfurt
Bateson G, Jackson D, Laing R, Lidz T, Wynne L ([1]1956, 1969) Schizophrenie und Familie. Suhrkamp, Frankfurt
Berenson D (1976) Alcohol and the family system. In: Guerin P (ed) Family therapy: Theory and practice. Gardner, New York, pp 284-297
Bertalanffy L von (1968) General systems theory. Braziller, New York
Boszormenyi-Nagy I, Spark G (1981, [1]1973) Unsichtbare Bindungen. Klett-Cotta, Stuttgart
Bowen M (1974) Alcoholism as viewed through family systems theory and family psychotherapy. Ann N Y Acad Sci 233: 115-122
Brunner E (1984) Interaktion in der Familie. Springer, Berlin Heidelberg New York Tokyo
Bruun K (1971) The non-medical approach. In: Kiloh L, Bell D (eds) 29th Intern. Congress On Alcoholism And Drug Dependence. Butterworths, Melbourne, pp 545-555
Bundessozialgericht (1968) Urteil vom 18.6.1968, 3 RK 63/66
Carter E, McGoldrick M (1980) The family life cycle. Gardner, New York
Chafetz M, Hertzman M, Berenson D (1974) Alcoholism: A positiv view. In: Arieti S (ed) American handbook of psychiatry, vol 3, 2nd edn. Basic Books, New York
Cromwell R, Olson D, Fournier D (1976) Tools and technics for diagnosis and evaluation in marital and family therapy. Fam Process 15: 1-49
Davis D (1980) The family in alcoholism. In: Fann W, Karacan J, Pokorny D, Williams R (eds) Phenomenology and treatment of alcoholism. Spectrum, Lancaster
Davis D, Berenson D, Steinglass P, Davis S (1974) The adaptive consequences of drinking. Psychiatry 37: 209-215
Davis P, Stern D, Van Deusen J (1978) Enmeshment-disengagement in the alcoholic family. In: Seixas F (ed) Currents in alcoholism, vol IV. Grune & Stratton, New York San Franzisco London, pp 15-26
Day B (1961) Alcoholism and the family. Marriage and family living. 23: 253-258
Dell P (1984) Von systemischer zur klinischen Epistemologie. Z System Ther 2: 147-171
Demel J (1977) Die Rolle des Partners und der Familie in der Behandlung von Abhängigkeitsprozessen, insbesondere bei Suchterkrankung der Frau. Suchtgef 1: 10-23
Devereux G (1976) Angst und Methode in den Verhaltenswissenschaften. Ullstein, Frankfurt Berlin Wien

---

[1] Jahr des Erscheinens in der Originalsprache.

Dürkheim E (1973, ¹1897) Der Selbstmord. Luchterhand, Neuwied Berlin
Edwards P, Harvey C, Whitehead P (1973) Wives of alcoholics. A critical review and analysis. QJSA 34: 112-132
Elbert S, Rosman B, Minuchin S, Guerney B (1964) A method for the clinical study of family interaction. Am J Orthopsychiatry 34: 885-894
El-Guebaly N, Offord D (1977) The offsprings of alcoholics: A critical review. Am J Psychiatry 134: 357-365
Esser P (1968) Conjoint family therapy for alcoholics. Br J Addict 63: 177-182
Esser P (1971) Evaluation of family therapy with alcoholics. Br J Addict 66: 251-255
Ewing J, Fox R (1968) Family therapy of alcoholism. In: Massermann J (ed) Current psychiatric therapies, vol 8. Grune & Stratton, New York, pp 86-91
Feuerlein W (1984) Alkoholismus-Mißbrauch und Abhängigkeit. Thieme, Stuttgart New York
Foerster H von (1985) Sicht und Einsicht. Vieweg, Braunschweig
Galanter M, Sofer S (1978) A systems view of treatment motivation. In: Seixas F (ed) Currents in alcoholism, vol IV. Grune & Stratton, New York, pp 139-152
Gerchow J, Schrappe O (1980) Alkoholismus. Deutscher Ärzteverlag, Köln
Gorad S, McCourt W, Cobb J (1971) A communications approach to alcoholism. QJSA 32: 651-668
Gruner W (1977) Zum Problem des Jugendalkoholismus. Fortschr Neurol Psychiatr 45: 77-97
Guilford J (1954) Psychometric methods. McGraw-Hill, New York
Guntern G (1979) Tourism, social change, stress and mental health in the pearl of the alps. A systemic study of a village process. Springer, Berlin Heidelberg New York
Guntern G (1980) Die Kopernikanische Revolution in der Psychotherapie: Der Wandel vom psychoanalytischen zum systemischen Paradigma. Familiendynamik 5: 2-41
Haley J (1977) Direktive Familientherapie. Pfeiffer, München
Hand I, Kaunisto E (1984) Multimodale Verhaltenstherapie bei problematischem Verhalten in Glücksspielsituationen („Spielsucht"). Suchtgef 1: 1-11
Hargens J (1983) Familien-System und Alkohol. Suchtgef 1: 47-50
Harwin J, Orford J (1982) Overview: Problems in establishing a family perspective. In: Orford J, Harwin J (eds) Alcohol and the family. Helm, London, pp 260-265
Heisenberg W (1973) Änderungen der Denkstruktur im Fortschritt der Wissenschaft. In: Heisenberg W (Hrsg) Schritte über Grenzen. Piper, München, S 275-285
Hudolin V (1975) Familie und Alkoholismus. Erweiterte Fassung eines Vortrages im Auditorium Maximum der Universität Hamburg am 18.3. 1975, Neuland, Hamburg
Jackson J (1954) The adjustment of the family to the crisis of alcoholism. QJSA 15: 562-586
Jackson J (1958) Alcoholism and the family. Ann Am Acad Polit Sci 315: 90-98
Jackson J (1962) Alcoholism and the family. In: Pittman D, Snyder C (eds) Society, culture and drinking patterns. Wiley & Sons, New York London Sidney Toronto, pp 472-492
Jacob T, Favorini A, Meisel S, Anderson C (1978) The alcoholic's spouse, children and family interactions. J Stud Alcohol 39: 1231-1259
Janzen C (1977) Families in the treatment of alcoholism. J Stud Alcohol 38: 114-130
Jasinsky M (1975) Alkoholismus im Schulalter. Fortschr Med 93: 1511-1514
Jellinek E (1952) Phases of alcoholic addiction. QJSA 13: 673-684
Jellinek E (1960) The disease concept of alcoholism. Yale University Press, New Haven
Kaufman E, Kaufmann P (1983, 1979) Familientherapie bei Alkohol- und Drogenabhängigkeit. Lambertus, Freiburg
Kenney B (1983) Was ist eine Epistemologie der Familientherapie? Z System Ther 1: 1-22
Kelly D (1973) Alcoholism and the family. Maryland Med J 22: 25-30
Kirschenbaum M, Leonnoff G, Maliano A (1974) Characteristic patterns in drug-abuse families. Fam Therapy 1: 43-62
Klagsburn M, Davis D (1977) Substance abuse and family interaction Fam Process 16: 149-173
König R (1970) Soziologie-Lexikon. Fischer, Frankfurt
Kuhn T (1967) Die Struktur wissenschaftlicher Revolution. Suhrkamp, Frankfurt
Kuiper P (1969) Die seelischen Krankheiten des Menschen. Huber, Bern
Kuypers U (1980) Familienbehandlung bei Suchtkranken. Lambertus, Freiburg
Kuypers U (1981) Familientherapie bei Suchtkranken. In: Keup W (Hrsg) Behandlung der Sucht und des Mißbrauchs chemischer Stoffe. Thieme, Stuttgart New York, S 101-107

Lang E (1980) Therapeutische Trainings im Rahmen ambulanter Behandlung Suchtkranker. In: Kuypers U (Hrsg) Familienbehandlung bei Suchtkranken. Lambertus, Freiburg, S 15-23
Langer J, Schulz von Thun F (1974) Messung komplexer Merkmale in Psychologie und Pädagogik. Ratingverfahren. Reinhard, München Basel
Lawson G, Petersen J, Lawson A (1983) Alcoholism and the family. Aspen, Rockville, Maryland
Lemert E (1960) The occurrence and sequence of events in adjustment of families through alcoholism. QJSA 21: 679-697
Levold T (1984) Einige Gedanken über den Nutzen einer Theorie autopoietischer Systeme für eine klinische Epistemologie. Z System Ther 2: 173-189
Ludewig K (1983) Die therapeutische Intervention. In: Schneider K (Hrsg) Familientherapie in der Sicht psychotherapeutischer Schulen. Junfermann, Paderborn, S 78-95
Ludewig K, Pflieger K, Wilken U, Jacobskötter G (1983) Entwicklung eines Verfahrens zur Darstellung von Familienbeziehungen: Das Familienbrett. Familiendyn 8: 235-251
Madanes C, Dukes J, Harbin H (1981) Familiäre Bindungen von Heroinsüchtigen. Familiendyn 6: 24-43
Matakas F (1977) Familientherapie für Alkoholiker. Neurol Psychiatr 3: 13-16
Matakas F, Koester H, Leidner B (1978) Welche Behandlung für welche Alkoholiker? Eine Übersicht. Psychiatr Prax 5: 143-152
Matakas F, Berger H, Koester H, Legnaro A (1984) Alkoholismus als Karriere. Springer, Berlin Heidelberg New York Tokyo
Mattejat F, Remschmidt H (1981) Übungseffekte bei der Beurteilung von Familien. Z Kind-Jugpsychiatr 9: 317-333
Maturana H (1982, ¹1975) Erkennen: Die Organisation und Verkörperung von Wirklichkeit. Vieweg, Braunschweig
Maturana H, Varela F (1984) El árbol del conocimiento. Editorial Universitaria, Santiago
Meeks D, Kelly C (1970) Family therapy with families of recovering alcoholics. QJSA 31: 399-413
Miller G (1956) The magical number seven plus or minus two: Some limits on our capacity for processing information. Psychological Review, vol 63. Newcomb, Lancaster
Minuchin S (1977, ¹1974) Familie und Familientherapie. Lambertus, Freiburg
Moos R, Bromet E, Tsu V, Moos B (1979) Family characteristics and the outcome of treatment for alcoholism. J Stud Alcohol 40: 78-88
Myers R (1978) Tetrahydroisoquinolines in the brain: The basis of an animal model of alcoholism. Alcoholism 2: 145-153
Nie N, Hull C (1981) Statistical package for the social sciences. Update 7-9. McGraw Hill, New York
Nie N, Hull C, Jenkins J, Steinbrenner K, Bent D (1975) Statistical package for the social sciences. McGraw Hill, New York
Orford J, Harwin J (1982) Alcohol and the family. Helm, London
Pittman D (1964) Gesellschaftliche und kulturelle Faktoren der Struktur des Trinkens pathologischen und nichtpathologischen Ursprungs. Eine internationale Übersicht. In: Alkohol und Alkoholismus, 27. Intern Kongress Frankfurt 1964. Neuland, Hamburg
Reiter-Theil S (1984) Wissenschaftstheoretische Grundlagen zur systemischen Familientherapie. In: Brunner E (Hrsg) Interaktion in der Familie. Springer, Berlin Heidelberg New York Tokyo, S 17-39
Ricci C, Selvini Palazzoli M (1984) Jenseits der Dyade. Die multidimensionale Natur der Kommunikation. In: Selvini Palazzoli M, Anolli L, Di Blasio P et al (Hrsg) Hinter den Kulissen der Organisation. Klett-Cotta, Stuttgart, S 269-285
Riskin J, Faunce E (1980, ¹1977) Familieninteraktions-Skalen. In: Watzlawick P, Weakland J (Hrsg) Interaktion. Huber, Bern
Ritson E (1982) Organisation of services to families of alcoholics. In: Orford J, Harwin J (eds) Alcohol and the family. Helm, London, pp 180-200
Ruesch J, Bateson G (1951) Communication: The social matrix of psychiatry. Norton, New York
Rydelius P (1983) Alcohol and family life. In: Maniciaux M (ed) Child health and development; vol 2; Alcohol and youth. Karger, Basel, pp 76-85
Sandmann G (1974) Die Einbeziehung Angehöriger in die Therapie Suchtkranker. Suchtgef 1: 152-156

Schmidtobreick U (1974) Die Familie des Suchtkranken. Jugendwohl 55: 330-337
Scholz H, Demel J, Kryspin-Exner K, Schubert H, Zingerle H (1982) Verhaltensweisen und Problematik von Alkoholkranken und Angehörigen in der Behandlungsphase. Therapiewoche 32: 2559-2571
Schuchard-Ficher C, Backhaus K, Humme U, Lohrberg W, Plinke W, Schreiner W (1980) Multivariable Analysemethoden. Springer, Berlin Heidelberg New York
Selvini Palazzoli M, Boscolo L, Cecchin G, Prata G (1977, ¹1975) Paradoxon und Gegenparadoxon. Klett, Stuttgart
Selvini Palazzoli M, Boscolo L, Cecchin C, Prata G (1981, ¹1980) Hypothetisieren - Zirkularität - Neutralität: Drei Richtlinien für den Leiter einer Sitzung. Familiendyn 6: 123-139
Siegler M, Osmond H, Nevell S (1968) Models of alcoholism. QJSA 29: 571-591
Simon F, Stierlin H (1984) Die Sprache der Familientherapie. Klett-Cotta, Stuttgart
Spitzner S (1979) Konstruktion und Evaluation verankerter Rating-Skalen in der Funktion von Selbstbeurteilungsinstrumenten. Psychol Diplomarbeit, Universität Hamburg
Stahl C, Stahl C (1976) Die Familiensituation bei Alkoholikern unter kommunikationstherapeutischem Aspekt. Bl Wohlfahrtspfl 123: 46-48
Stanton D, Todd T (1982a) Grundsätze und Techniken für den Einbezug der Familie in die Behandlung von Drogenabhängigen. Familiendyn 7: 228-264
Stanton D, Todd T (1982b) The family therapy of drug abuse and addiction. Guilford, New York
Steinglass P (1975) The simulated drinking gang: An experimental model for the study of a systems approach to alcoholism. J Nerv Ment Dis 161: 100-109
Steinglass P (1977) Family therapy in alcoholism. In: Kissin B, Begleiter H (eds) The biology of alcoholism, vol V. Plenum, New York, pp 259-296
Steinglass P (1979a) The home observation assessment method (HOAM): Real-time naturalistic observation of families in their homes. Fam Process 18: 337-354
Steinglass P (1979b) The alcoholic family in the interaction laboratory. J Nerv Ment Dis 167: 428-436
Steinglass P (1981) The alcoholic family at home. Arch Gen Psychiatry 38: 578-584
Steinglass P (1983a, ¹1976) Familientherapie mit Alkoholabhängigen: Ein Überblick. In: Kaufman E, Kaufmann P (Hrsg) Familientherapie bei Alkohol- und Drogenabhängigkeit. Lambertus, Freiburg, S 165-199
Steinglass P (1983b, ¹1980b) Ein lebensgeschichtliches Modell der Alkoholismusfamilie. Familiendyn 8: 69-91
Steinglass P, Weiner S, Mendelson J (1971a) Interactional issues as determinants of alcoholism. Am J Psychiatry 128: 275-280
Steinglass P, Weiner S, Mendelson J (1971b) A systems approach to alcoholism: A model and its clinical application. Arch Gen Psychiatry 24: 401-408
Steinglass P, Davis I, Berenson D (1977) Observations of conjointly hospitalized alcoholic couples during sobriety and intoxication. Implications for theory and therapy. Fam Process 16: 1-16
Stierlin H (1978) Delegation und Familie. Suhrkamp, Frankfurt
Stober B (1978) Alkoholmißbrauch bei Kindern und Jugendlichen. Fortschr Med 96: 1917-1922
Trojan A (1980) Epidemiologie des Alkoholismus und der Alkoholkrankheiten in der Bundesrepublik Deutschland. Intern Welt 80: 241-250
Uchtenhagen A (1982) Die Familien Drogenabhängiger: Sozialpsychologische, psychodynamische und therapeutische Aspekte. Familiendyn 7: 284-297
Ward R, Faillace L (1970) The alcoholic and his helpers. A systems view. QJSA 31: 684-691
Watzlawick P, Beavin J, Jackson D (1969, ¹1967) Menschliche Kommunikation. Huber, Bern
Watzlawick P (1977) Die Möglichkeit des Andersseins. Huber, Bern
Watzlawick P, Weakland J (1980, ¹1977) Interaktion. Huber, Bern
Weiner S, Tamerin J, Steinglass P, Mendelson J (1971) Familial patterns in chronic alcoholism: A study of a father and son during experimental intoxication. Am J Psychiatry 127: 1646-1651
Welter-Enderlin R (1982) Familienarbeit mit Drogenabhängigen. Familiendyn 7: 200-210
Weyerer S, Dilling H (1984) Prävalenz und Behandlung psychischer Erkrankungen in der Allgemeinbevölkerung. Nervenarzt 55: 30-42
Whitehead A, Russell B (1940) Principia mathematica, University Press, Cambridge
Wiener N (1948) Kybernetik. Rowohlt, Reinbek

Wieser S (1972) Familienstruktur und Rollendynamik von Alkoholikern. In: Kisker K, Meyer J, Müller M, Strömgren E (Hrsg) Psychiatrie der Gegenwart, Bd II/2. Springer, Berlin Heidelberg New York, S 407-432

Wietersheim J von (1979) Konstruktion und Evaluierung verankerter Rating-Skalen als Mittel der Fremdbeurteilung. Psychol Diplomarbeit, Universität Hamburg

Wishard D (1982) Clustan user manual. University College, London

Wolin S, Bennett L (1981) Heritage continuity among the child of alcoholics. In: Gottheil E, Druley K, Koloda T, Waxman H (eds) Etiologic aspects of alcohol and drug abuse. Thomas Books, Springfield, pp 271-284

Wolin S, Bennett L (1984) Family rituals. Fam Process 23: 401-420

Wolin S, Bennett L, Noonan D (1979) Family rituals and the recurrence of alcoholism over generations. Am J Psychiatry 136: 589-593

Wolin S, Bennett L, Noonan D, Teitelbaum M (1980) Disrupted family rituals: A factor in the intergenerational transmission of alcoholism. J Stud Alcohol 41: 199-214

Zerbin-Rüdin E (1977) Genetische Aspekte des Suchtproblems. In: Deutsche Hauptstelle gegen die Suchtgefahren (Hrsg) Familie und Suchterkrankung. Hoheneck, Hamm (Zum Problem der Suchtgefahren, Heft 20, S 23-33)

Ziegler-Driscoll G (1977) Family research study at Eagleville Hospital and Rehabilitation Center. Fam Process 16: 175-189

Ziegler-Driscoll G (1979) The similarities in families of drug dependents and alcoholics. In: Kaufman E, Kaufmann P (eds) Family therapy of drug and alcohol abuse. Gardner, New York, pp 19-39

11 Sachverzeichnis

Alkoholismus 1, 7, 10-12, 16
-, BRD 2, 17, 91
-, Erbfaktoren 3
-, Familienritual 12, 93
-, Organisationsprinzip 12, 93
Alkoholismussystem 13, 18, 21, 95, 98

Beobachtungsebene 1, 3, 9, 10, 16

Clusteranalyse 79, 83 f., 91

Denkmodell 1, 5-8
Dreigenerationenperspektive 93

Erkenntnistheorie 6

Familie 2, 7, 8, 10, 11, 17, 95
Familienaufgabe 22, 25, 30, 78
Familiensystem, alkoholisches 11
Familientherapie 2, 4, 8, 14, 16

Genogramm 20, 98

Herkunftsfamilie 9, 17, 95

Kinder 8, 10-12, 14, 16-18, 22, 78, 82, 83
Kohäsion 93, 95
Kommunikationstheorie 5
Kontext 1, 5, 6
Kybernetik 6

Loyalitätskonflikt 78

Paradigmawandel 4, 8, 14

Rating 19, 24, 93
Rekrutierung 23, 91, 92, 97

Selbstdestruktion 95
Selbsthilfegruppe 6, 23, 32, 33, 82, 93, 96
Selbsthilfeorganisation 9, 10, 22, 78
Subgruppe, familiäre 12, 17
Suchtbehandlung 14
-, familienorientierte 98
Suchtkonzept 1, 95, 99
Systemtheorie 4

Verhalten, intoxiktiertes 6

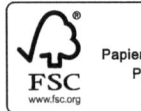

If you have any concerns about our products,
you can contact us on
ProductSafety@springernature.com

In case Publisher is established outside the EU,
the EU authorized representative is:
Springer Nature Customer Service Center GmbH
Europaplatz 3, 69115 Heidelberg, Germany

Printed by Libri Plureos GmbH
in Hamburg, Germany